告别

头痛

饮食+理疗+中医调养

赵春杰　主编

U0305616

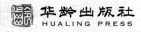

华龄出版社

HUALING PRESS

责任编辑：郑建军

责任印制：李未圻

图书在版编目（CIP）数据

告别头痛 / 赵春杰主编 . -- 北京 ： 华龄出版社，2019.12

ISBN 978-7-5169-1594-3

Ⅰ．①告… Ⅱ．①赵… Ⅲ．①头痛－中医治疗法 Ⅳ．① R277.710.41

中国版本图书馆 CIP 数据核字（2019）第 298215 号

书　　名：	告别头痛
作　　者：	赵春杰

出 版 人：胡福君

出版发行：华龄出版社

地　　址：北京市东城区安定门外大街甲 57 号	邮　　编：100011
电　　话：010-58122246	传　　真：010-84049572
网　　址：http://www.hualingpress.com	

印　　刷：德富泰（唐山）印务有限公司

版　　次：2020 年 5 月第 1 版　　2020 年 5 月第 1 次印刷

开　　本：710×1000　　1/16	印　　张：14
字　　数：200 千字	
定　　价：68.00 元	

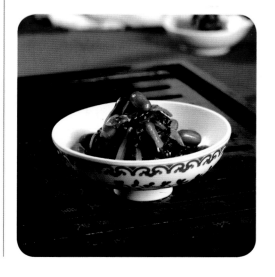

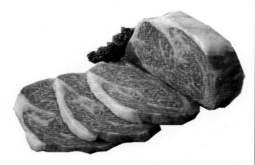

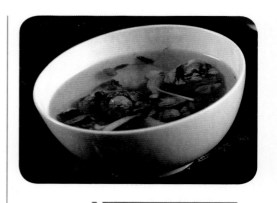

第三章　妙药良方——祛除头痛之患

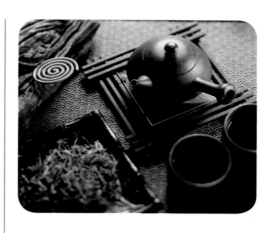

第四章　穴位理疗——一穴制胜治头痛

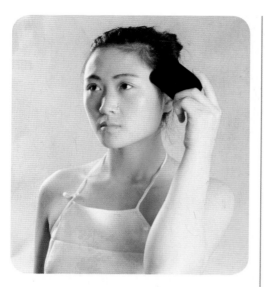

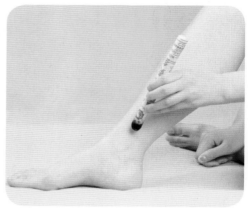

第五章 辨证理疗——从此不头痛

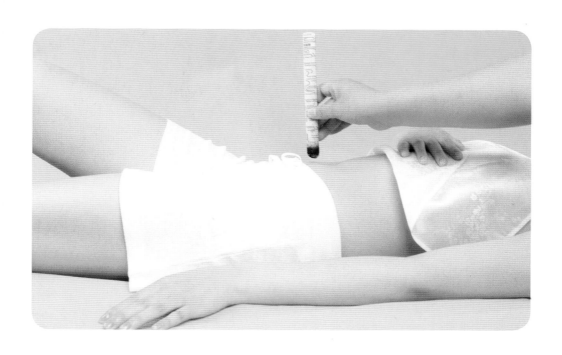

第一章

看清头痛真面目

一、什么是头痛

头痛是临床上最常见的症状之一，涉及各个科室，尤其是在神经系统疾病中多见，发病率高，人群中几乎90%的人一生中都有头痛发作，有人称头痛是仅次于感冒的常见病，其实头痛是一种症状，而不是一种疾病。

通常将局限于头颅上半部，包括眉弓、耳轮上缘和枕外隆突连线以上部位的疼痛统称头痛。头痛病因繁多，神经痛、颅内感染、颅内占位病变、脑血管疾病、颅外头面部疾病以及全身疾病如急性感染、中毒等均可导致头痛。发病年龄常见于青年、中年和老年。

二、为什么会头痛

理化因素

颅内外致痛组织受到炎症、损伤或肿物的压迫、牵引、伸展、移位等因素而致头痛。

1. 血管被压迫、牵引，伸展或移位导致的头痛：

常见于：

（1）颅内占位性病变：如肿瘤、脓肿、血肿等使血管受压迫、牵引，伸展或移位。

（2）颅内压增高：如脑积水、脑水肿、静脉窦血栓形成、脑肿瘤或脑囊虫压迫堵塞。

（3）颅内低压：如腰穿或腰麻或手术、外伤后，脑脊液丢失较多，导致颅内低压。

2. 各种原因引起颅内、外动脉扩张导致的头痛：

如颅内、外急性感染时，病原体毒素可以引起动脉扩张；代谢性疾病如低血糖、高碳酸血症与缺氧；中毒性疾病如一氧化碳中毒，酒精中毒等；脑外伤、癫痫、急性突发性高血压（嗜铬细胞瘤、急性肾炎等）。

3. 脑膜受到化学性刺激：

（1）细菌性脑膜炎：如脑膜炎双球菌、肺炎双球菌、链球菌、葡萄球菌、大肠杆菌、绿脓杆菌、弯形杆菌、淋球菌、产气杆菌、肺炎杆菌、结核杆菌、布氏杆菌等。

（2）病毒性脑膜炎：如肠道病毒、疱疹病毒、虫媒病毒、流行性腮腺炎病毒。

（3）其他生物感染性脑膜炎：如隐球菌、钩端螺旋体、立克次体、弓形虫病、阿米巴、囊虫病、血吸虫等。

（4）血性脑脊液：如蛛网膜下腔出血、腰穿误伤血管及脑外伤等引起硬、软脑膜炎及蛛网膜发生炎症反应。

（5）癌性脑膜炎：如癌症的脑膜转移、白血病、淋巴瘤的脑膜浸润。

（6）反应性脑膜炎：如继发于全身感染、中毒，以及耳鼻感染等。

（7）脑室或鞘内注射药物或造影剂：无论是水深性或非水深性作为化学因素，动物试验证实均致脑膜炎反应。

4. 头颈部肌肉持久的收缩：

如头颈部肌肉持续收缩、颈部疾病引起反射性颈肌紧张性收缩，如颈椎骨性关节病、颈部外伤或颈椎间盘病变等。

5. 脑神经、颈神经及神经节受压迫或炎症：

常见三叉神经炎、枕神经炎、肿瘤压迫等。

6. 眼、耳、鼻、鼻旁窦、牙齿等处的病变可扩散或反射到头面部引起的放射性疼痛。

内分泌因素

常见于女性偏头痛初次发病常在青春期，有月经期好发、妊娠期缓解、更年期停止的倾向。紧张性头痛在月经期、更年期往往加重。更年期头痛，使用性激素类药物可使发作停止。

精神因素

常见于神经衰弱、癔症或抑郁症等。

三、如何区别头痛的不同程度

在对头痛程度的描述中，根据每一个人对疼痛忍受性的不同，在他本人对头痛的描述中往往不能很正确地说清楚头痛的程度。有人专门为此制定了一个头痛的评分标准：①1分：轻度头痛，不伴恶心、呕吐，不影响日常生活，用一般的止痛药即有效；②2分：中度头痛，伴恶心、呕吐，可影响日常生活，需用麦角胺类药物或更强的止痛药方能奏效；③3分：重度头痛、头痛剧烈，伴恶心、呕吐，头痛的发作使患者难以忍受，并且严重影响日常生活。

头痛单位指数（HUI）＝合计头痛评分／观察总天数

由于头痛程度通常受病变存在部位、颅内外痛觉敏感组织受侵害状况、每个人对疼痛所产生的个体反应的差异等许多因素影响，所以头痛程度并不一定能正确反映疾病的轻重，也可以说头痛的严重程度不一定和引起头痛原发病的严重程度相一致。但是，了解各种头痛程度的强弱，对进一步了解引起头痛的原因还是有一定帮助的。

按程度的强弱头痛可以分三种：①剧烈头痛，多见于三叉神经痛、偏头痛、丛集性头痛、蛛网膜下腔出血、颞动脉炎等；②中等程度头痛，常见于脑肿瘤、慢性炎症引起的头痛等；③轻度或轻度到中度头痛，有眼源性、鼻源性、齿源性、脑外伤后头痛等。

头痛的程度与引起头痛的疾病的严重性并不一定呈平行关系。因为有许多功能性的头痛，如神经症引起的头痛可以在患者自己感觉中表现得十分剧烈，而一些十分严重的疾病如脑肿瘤在开始时往往没有头痛或只有轻微的头痛，等到头痛十分剧烈时往往表示肿瘤已比较大，引起颅内压升高比较明显了。因此，不能因为仅有轻微头痛而不把它当成一回事。但是，对头痛的过分关注有时也不一定必要，有一些功能性头痛患者常常因为头痛而到处求医，做各种各样的检查，做了脑电图不放心，做计算机 X 线断层摄影（CT）以后还是不放心，再做磁共振成像（MRI）仍觉不放心。其实，这类患者应当接受心理治疗。

四、头痛是如何分类的

由于头痛的病因十分复杂，发生头痛的情况也各不相同，所以，要注意观察头痛的时间、部位、程度以及诱发因素等，以帮助诊断。为诊病方便起见，在此按头痛不同的部位分述。眩晕虽为头部的症状，但病变部位却在内耳，各种病因引起的眩晕，其临床表现也有所不同。

偏头痛

又称血管神经性头痛，这是一种具有特殊表现的头痛，90% 发于女性，剧烈头痛呈周期性或反复发作。通常初起于一侧的前额部或太阳穴附近，渐渐扩展到整个一侧头部，也可累及两侧。发作前眼前会闪现星星样或火花样的图像，一般持续 15 ~ 20 分钟左右消失，旋即头痛发作。其头痛的程度有轻有重，多为胀痛或搏动样跳痛，严重者似刀割样、撕裂样，疼痛难忍，日轻夜重。并在持续中加重，伴有恶心、呕吐、意识不清，甚至抽搐昏迷，这种情况多为脑肿瘤或脑膜炎引起，病情危重。有些女性患者头痛发作与月经有关，称为经期头痛，但也有在绝经期发作的。这种互相矛盾的表现还见于多数女性孕后痛减，分娩后头痛又作，但也有些女性偏偏在怀孕期发作增多。其原因至今仍是一个谜。

偏头痛是由自主神经功能紊乱而引起脑部血管收缩、舒张功能失调所致，还与遗传有关。可能由于患者的血管收缩和扩张功能极不稳定，每当过于疲劳或情绪紧张，或气候骤变，或暴饮暴食等，引起血管过于收缩或扩张，从而产生偏头痛。

有一种严重的侧头痛有别于偏头痛，发作前常无任何先兆，多在夜半三更时突然痛作，表现为烧灼样、刀割样、跳动样的头痛，且持续不停，部位主要在一侧的眼眶、颞部，也可扩展到面颊部、下颌部，甚至到颈部，双侧痛罕见。常伴有病侧眼球充血发红、眼睑下垂、瞳孔缩小、面部充血、青筋暴露等。数十分钟后突然痛止，但马上又发作。这种头痛顽固而剧烈，发作频繁而有规律，当患者直立时疼痛减轻，称为丛集性头痛。本病绝大多数见于中年以上的男性，与遗传无关，可能与五官部位的炎症有关，也有人认为与颈内动脉血管壁的水肿有关。临床上发现许多患者有溃疡病和心脏病。这种头痛治疗起来比较困难。

前额痛

急性鼻窦炎很容易引起头痛。其头痛的部位与鼻旁窦的位置有关。如患额窦炎，头痛多在前额部、眼眶内角或为全头痛，呈周期性发作，晨起2～3小时后开始出现，中午时痛得最厉害，晚间消失，第二天再发作。而患上颌窦炎时，头痛往往在面颊部，有时上下磨牙发胀或麻木，也可反射性引起额部头痛，一般上午较轻，午后加重。筛窦炎患者的胀痛常在眼内眦及鼻根深部，如果以手指压迫眼球，可以感到球后疼痛，并可反射至颞部或头顶部。鼻渊性头痛一般都有鼻病症状，多在鼻急性炎症发生时加重，疼痛多在较深处，程度中等，呈钝痛和隐痛，无搏动性，摇头或低头时加重，头痛白天发作较急，一般在卧床或休息时逐渐减轻。

眼疾引起的头痛多在近眼眶部，如青光眼头痛一般位于眼眶上部，或在眼球周围，程度剧烈，多伴有呕吐和虹视。儿童每在阅读时感觉眼球后

双眉间头痛，休息后自然缓解，多因屈光不正而引起。

中医认为，前额部连眉棱骨痛属阳明经头痛，多因风火痰热上熏于阳明胃经而致。

颜面痛

头痛一般是指从前额向上、向后至枕部的疼痛，但临床上一般也将颜面部痛统称为头痛。颜面部疼痛最常见于五官科疾病中，疼痛多在病灶的相应部位。还有一种颜面部痛，表现为一侧面部阵发性闪电样剧烈疼痛，并伴有面肌抽搐、流泪等，称为三叉神经痛。其疼痛仅持续数秒钟即消失，间隙期无症状，可每日复发数次，若再次发作，疼痛较前更为剧烈，一般数周或数月可自行缓解。

中医认为，如果头痛连及牙齿，则为少阴经头痛，多因肾阴亏虚，虚火上扰所致。

巅顶痛

如果头顶中央疼痛，部位较深，伴有鼻塞流涕等，很可能患有蝶窦炎。硬膜下血肿也可出现巅顶疼痛，其痛剧烈，多伴有恶心，头痛可连及前额和颞部。

中医认为，巅顶疼痛为厥阴经头痛，是因肝火循经上窜巅顶而成。

枕后痛

枕后部疼痛多见于高血压患者，疼痛多呈搏动性，程度中等，清醒时加重。如果高血压动脉硬化患者发生剧烈头痛，特别是伴有呕吐，可能为脑出血的先兆。枕部疼痛长期持续发作，并进行性加重，可能是由于颅后窝肿瘤引起，这种头痛可放射至额部，应引起重视。此外，颅脑外伤也可见后枕部疼痛。

中医认为，脑后连项痛为太阳经头痛，多因感受风寒湿热之邪，以致太阳经气不利所致。

全头痛

全头弥漫性疼痛，可见于颅内或全身性的急性感染。颅内感染有流行性脑脊髓膜炎、脑膜炎、脑膜脑炎、脑炎、脑脓肿、蛛网膜下腔出血等。其头痛较为剧烈，与发热同时出现，头痛随感染的好转而缓解。其中流行性脑脊髓膜炎和蛛网膜下腔出血多伴有颈部疼痛、颈项强直。全身感染性疾病如流感、伤寒、疟疾、败血症等，也会出现全头疼痛。由急性感染引起的头痛也呈搏动性。

神经官能症头痛的部位不很确定，但常表现为全头痛，其痛性质不一，程度可轻可重，常因精神紧张、情绪抑郁、过度疲劳或失眠等诱发或加重。

此外，脑部占位性病变引起的头痛多呈弥漫性、搏动性，在较长一段时期内可能为轻度或中度，如果进行性加重，则提示病情恶化，症情凶险。

五、引起头痛的因素有哪些

头痛是一个综合病症，是许多疾病的临床表现之一。引起头痛的原因常见以下几种：

一是神经系统病变：如脑缺血病变、小脑病变、脑部病变、脑外伤、某些类型的癫痫等。此外，自主神经功能失调以及某些神经症的患者也会常常感到头痛。

二是耳部疾病：如耳内疾病影响到平衡而引起头痛。

三是内科疾病：如高血压病、低血压病、各种心脑血管病、贫血、感染、中毒、低血糖等。

四是感冒：有时感冒可能会附带有头痛的症状。

五是颈椎骨退化：由于长期姿势或睡姿不良，造成颈椎增生、变形、退化，颈部肌肉扯紧，动脉供血受阻使脑供血不足，是头痛的主要原因。常伴颈部发紧、灵活度受限、偶有疼痛、手指发麻、发凉，有沉重感。

六是贫血：如有头痛伴有乏力、面色苍白的表现，应考虑贫血的可能性。健康状态下，老年人体内造血组织的存在量以及造血质和量已经有所下降，红细胞本身的老化，使其对铁的利用率大不如前。因此，老年人如果不注重营养保健，很容易患贫血。此外，消化不良、消化性溃疡、消化道出血以及慢性炎症性疾病的患者均可继发贫血。

七是血黏度高：高血脂、血小板增多症等均可使血黏度增高，血流缓慢，造成脑部供血不足，容易发生疲倦、头晕、乏力等症状。其中造成高血脂的原因很多，最主要的是平素饮食结构的不合理，患者大量吃高脂肪、胆固醇的食物，而又不爱运动。目前该类疾病的发病率有上升趋势。

八是脑动脉硬化病：患者自觉头晕，且经常失眠、耳鸣、情绪不稳、健忘、四肢发麻。脑动脉硬化使脑血管内径变小，脑内血流下降，产生脑供血、供氧不足，引起头痛。

九是心脏病、冠心病早期，症状尚轻，有人可能没有胸闷、心悸、气短等显著不适，只感觉头痛、头晕、四肢无力、精神不易集中、耳鸣或健忘等。此时发生头晕的原因主要是心脏冠状动脉发生粥样硬化，管腔变细变窄，使心脏缺血缺氧。而心脏供血不足，可以造成供血不足，引起头痛。

六、时间变化对头痛的影响

头痛发生的时间对分析头痛的原因的帮助

了解头痛发生的时间对分析引起头痛的原因也有一定帮助。如颅内占位性病变引起的头痛，通常在清晨醒来时头痛较剧烈，有些患者甚至可以从睡眠中痛醒，这是因为夜间平卧是颅内压相对较高。额窦炎或筛窦炎时由于夜间平卧，炎性分泌物在窦腔内蓄积，所以清晨头痛也可能较重，而到了下午因体位及重力引流的关系，分泌物以脓鼻涕形式排出窦腔，减轻了脓性分泌物对窦壁黏膜的刺激等因素，头痛可以有所缓解。三叉神经痛白天发生较多，而丛集性头痛多在夜间睡眠中发生，紧张性头痛则多见于午后到傍晚时间。

头痛的持续时间对了解引起头痛的原因也很重要。头痛发生快、持续时间短的常常是功能性疾病，例如原发性三叉神经痛、血管性偏头痛等。三叉神经痛持续时间短，数秒钟或数十秒钟。偏头痛可持续 2 ~ 3 小时或 1 ~ 2 天。头部一些器官病变引起的头痛（如耳源性、鼻源性、副鼻窦性、齿源性头痛）或腰穿后疼痛可持续数日或更长。慢性持续性头痛则大多为器质性病变引起，如脑肿瘤、颅内压增高、硬膜下血肿等，可表现为持续性进展性头痛。当然也有例外，如神经症引起的头痛可以长年累月，连续不断，随个人情绪、环境和体内外各种因素而变化，但头痛的程度常较轻，患者可以耐受。

季节变化对头痛的影响

一些经常犯头痛病的患者，有时对自己的病会摸索出一些规律来。有时，他们会告诉别人或医生，每年一到春夏季节，自己就经常犯头痛病。

根据流行病学调查，有一些头痛，如血管性头痛确实与季节有一定关系，特别在夏季气温升高时，最容易诱发偏头痛的发作。除了天气炎热、血管容易扩张以外，日长夜短、睡眠时间不足等也是诱发偏头痛的原因之一。有学者指出，每天睡眠时间不足6小时的情况下，很容易诱发偏头痛。此外，春夏之际，雨水较多、天气湿热、气压较低等情况也是偏头痛的诱发因素。由此可见，在偏头痛的诸多诱发因素中，气候变化确实占有一席之地。

其他的一些头痛，如三叉神经痛在秋末冬初、气温骤降时最易发病。与此相同，中风也与季节气候有关，即温度越低、气压越高的情况下出血性中风的发病率越高，这是因为恶劣的气候可使人体内正常的血管调节功能发生紊乱，骤冷的气候能刺激交感神经的兴奋性，使体内的去甲肾上腺素和儿茶酚胺等物质分泌增加，从而引起小动脉血管收缩，血压增高，造成脑血管破裂而引发出血性中风，因此由出血性中风引起的头痛自然就和季节变化挂上了钩。此外，寒冬季节，不少人家关门闭窗、围炉取暖，容易发生一氧化碳中毒（煤气中毒），由此引起的头痛也是在冬季高发。而夏季则因在烈日下或车间工作，容易出现中暑，也能引起头痛。

由于肿瘤、外伤、感染等原因引起的器质性头痛则和季节、气候无明显关系。

七、头痛时伴随的症状有什么意义

1. 头痛同时伴有剧烈的恶心、呕吐、颈项强直等颅内压增高及脑膜刺激症状者，多见于肿瘤、脑膜炎、蛛网膜下腔出血、脑出血等。而突发性头痛伴有出汗、恶心、呕吐，吐出后头痛缓解者可见于偏头痛发作。

2. 在头痛的同时有明显的眩晕者，提示颅后窝病变，如小脑肿瘤、小脑脑桥角肿瘤、椎基底动脉供血不足、椎动脉型的颈椎病等。

3. 如果当患者在体位变化时头痛加重者，特别是当头处于某种特定的位置时出现头痛加重或出现意识障碍的常见于第二脑室附近肿瘤或脑室内肿瘤、颅后窝及高颈部病变等。

4.在头痛的同时伴有视力障碍及其他眼部症状的，如眼源性头痛中的青光眼可伴有虹视，椎基底动脉供血不足引起的头痛可伴有一过性黑矇，典型偏头痛发作时有视觉先兆如闪光性暗点、偏盲等，特别是当持续性头痛伴有复视时则要警惕有无脑肿瘤的存在。

5.伴有脑神经麻痹或其他神经定位体征的头痛常常由脑肿瘤、脑出血、硬膜下血肿等引起。

6.如果在头痛的同时出现精神症状，特别是在病程早期就出现精神症状如表情淡漠或欣快、幻觉、哭笑无常等可能为额叶肿瘤或病毒性脑炎。

7.血管性头痛发作时可以出现自主神经系统功能紊乱的症状，如冷汗、面色潮红或苍白、血压波动、恶心、呕吐、乏力、心悸、腹泻等。

8.其他，如全身反应：疲劳、发热、食欲减退、消瘦等可以出现在由于全身性疾病引起的头痛。

由此可见，在发生头痛时如果能细心关注其伴随症状则利于对头痛病因的正确诊断。

八、头痛疾病所隐藏的危害

头痛疾病的危害不仅仅是由于头痛本身给患者带来的危害，还有很大一部分是由于头痛疾病所隐藏的危害，头痛疾病所隐藏的危害犹如一颗不定时炸弹一样，说不定哪天就会爆炸给患者带来危害。

高血压头痛

以搏动性钝痛、头部紧张感、摇头或用力时加重，伴有头晕，有时可继发脑血管意外。因此，头痛发现血压升高时，要及时去医院诊治，以免延误病情。

运动性头痛

常发生于运动或体力劳动时，疼痛部位一般在两侧颞部，休息后可缓解，运动后又发作，这种头痛是心肌缺血的重要征兆，不及时休息和治疗，会诱发心肌梗死和猝死。这种头痛应立即休息、治疗。

五官性头痛

眼、鼻、耳、齿的炎症或癌肿，会引起头痛。如中耳炎、乳突炎、鼻炎、鼻窦炎疼痛在前额及鼻根部；慢性鼻炎或鼻窦炎引起后头痛及颈部头痛等。

脑瘤性头痛

以头痛伴有呕吐、视神经、乳头水肿（视力减退）为三大主症。早期头痛可为阵发性，多于清晨或夜间发作，咳嗽、俯首、转头或用力时加剧。头痛时轻时重，时隐时现，有的因脑瘤压迫而发生视力障碍或失明。有上述症状应及早去医院诊治。

通过我们的介绍相信大家已经知道了头痛疾病的危害了，如果患上的头痛只是偶尔发生的而且比较轻的，那么吃点药休息一下便可，但若是严重的或者是长期的头痛，那么就要去医院进行检查和治疗，防止疾病的加重。

九、头痛就医指南科室选择

眼科

眼周围及眼眶上方疼痛，伴视力障碍者，应挂眼科。

耳鼻咽喉科

前额、面颊部痛，流脓性鼻涕，或颞侧疼痛，耳流脓及听力减退者，挂耳鼻咽喉科。

心血管内科

有高血压病史的慢性头痛患者，应到心血管内科就诊。

神经内科

突然发作的剧烈头痛伴有呕吐、意识障碍或偏瘫、发热者，应挂神经内科。

神经外科

由头部外伤引起的头痛，不论有无出血者，均应到神经外科就诊。

疼痛科

与头部水平转动密切相关，伴头晕和手臂麻木者，可挂疼痛科就诊。

骨科

如果伴有大小便不正常、肌力进行性下降，应挂骨科就诊。

十、头痛都有哪些饮食禁忌

头痛这个疾病可以说所有人都经历过，或者正在经历着头痛。当头痛发作的时候，给患者带来的痛苦是非常严重的。所以，对于头痛这个疾病不能仅仅依靠后期的治疗，还应该在饮食中多注重。因为，有些不良的饮食非常容易造成头痛的出现。

酒

酒的主要成分乙醇可通过血液循环进入大脑，损伤脑动脉内膜，刺激脑干神经元兴奋及递质释放，从而诱发或加重本病。中医学认为：饮酒过度易损伤脾胃，脾失健运，痰湿内生，阻遏清阳则引起痰湿头痛；若痰湿内蕴化火，上扰清阳则引起肝火头痛；火盛伤阴，致使阴血亏虚，不能上荣于脑，又可导致血虚头痛。因此，饮酒可加重病情，故头痛者应戒酒。

脂肪

高脂肪食物，可引起脂质代谢紊乱，导致脑动脉硬化，从而引起脑血管功能异常，诱发偏头痛的发作。

高酪胺食物

由于本病的发生与血小板内单胺氧化酶活性下降有关，食用高酪胺食物（如奶酪、熏鱼等）后，其氨基酸不易被分解，反而促进前列腺素合成，从而引起颅外血管强烈扩张和炎症反应，诱发头痛。

亚硝酸盐、5-羟色胺含量高的食物

亚硝酸盐、5-羟色胺等成分都能影响机体而产生头痛。如火腿中含有亚硝酸盐，能引起脑血管扩张；海产品、蛋类、牛奶、巧克力、乳酪、啤酒、咖啡、橘子、茶叶、番茄等进入人体后会产生5-羟色胺，导致颅脑血管舒缩功能

的失调，而致头痛。

辛辣刺激食物

辛辣之品可刺激机体产生热量，加快血液流速，使头痛加重，故在平时应少有或忌食辣椒、辣油、姜、咖喱、芥末、胡椒等辛辣刺激性食品。

附片、干姜等燥热药

本病与痰热、阴虚有关，如用燥热类中药，可加重痰热和阴虚症状，不利头痛的治疗。

扩张血管药

这些药物可导致动脉扩张，使脑血管产生无菌性炎症，刺激血管内的三叉神经末梢而伤害感受器，产生痛感。

索密痛片

头痛患者有的对索密痛片很感兴趣，凡是疼痛都吃几片，多数时候确也一吃就好，但停药又痛，于是长期大量滥用索密痛片，进而依赖成瘾。

可见，要想远离头痛，就应该注重饮食。适量的饮食可以有利于身体健康，但是不适合自己的饮食则非常容易加重病情。在这里需要提醒大家的是，当出现头痛的时候，千万不要过于依赖药物止痛，应该尽早到医院查找病因来对症治疗。

十一、头痛别硬扛 10 种情况及时就诊

头痛非常普遍，而且由于很少会马上出现生命危险，所以许多人出现头痛不是马上到医院就诊，而是拖着、硬扛着，顶多到药店买点止痛药缓解。其实，头痛可大可小，出现以下 10 种情况要及时就诊。

1. 头痛且伴随偏瘫、失语，要警惕急性脑血管病，要赶紧就医。

2. 突然头痛，且伴有发热、皮疹，警惕脑部感染。

3. 搏动性钝痛、头部有紧张感，摇头或用力时加重，伴有头晕，患者平时血压不稳定，可能是高血压头痛。此种情况可能会继发脑血管意外，头痛后测血压发现升高时，要及时去医院诊治。

4. 头痛患者有鼻炎、鼻窦炎病史，可能是旧病复发，到耳鼻喉科查查。鼻炎、鼻窦炎会引起患者鼻内充血肿胀，阻塞鼻窦开口，通气引流不畅，导致阻塞性头痛，当窦内空气吸收是负压时又可引起真空性头痛。

5. 一看书就头痛，或长时间看近物、远物头痛，到眼科就诊。眼睛与头部共享了一些感觉神经，所以一些眼睛疾病会引起头痛，比如隐性斜视、光聚合不全。此外，视力正常但看书时出现对光敏感，眼珠胀痛，眼眶酸胀，

异物感等情况，可能是视疲劳所致。

6. 经常头痛，且服用止痛药无法改善症状，去看神经内科。脑膜瘤若生长在影响感觉区与运动感觉区的时候，患者会出现视力模糊、走路不稳，甚至脑压半夜升高，导致半夜严重头痛等情况。此种情况十分危险，要及时就医治疗。此外，以前少有头痛，突然出现头痛更要警惕，及时看神经内科。

7. 办公族、麻将族、学生族、电脑族、手机族及女性经常头疼，要排查颈源性头痛。颈源性头痛的患者不要随便按摩按压，更不能轻易接受"扳颈"治疗。

8. 经常头痛，尤其是劳累、寒冷、饮酒、情绪波动出现，可能患了偏头痛。据了解，偏头痛在人群中的年患病率为 9.3%，女性是男性的两倍。除头痛外，还伴有恶心、呕吐、畏光、畏声等表现，多为偏头痛。

9. 工作压力大或遇到十分紧张的事情后，出现头部双侧疼痛，有压迫感和沉重紧缩感，就像戴了个紧箍咒，不伴有恶心呕吐，应该是紧张型头痛。一年中有 10.8% 的人群受此折磨，要缓解紧张性头痛，不能依赖止痛药，主要从消除精神上的过度焦虑与紧张着手。

10. 排尿后头痛，到泌尿外科就诊。据了解，膀胱嗜铬细胞瘤的典型表现

是高血压、血尿和糖尿，特别是膀胱胀满时，患者会出现阵发性高血压，从而出现脉搏加快、头痛、冒汗、面色苍白等症状，排尿时症状会达到高峰，甚至出现晕厥。

十二、补充五种营养元素告别头痛困扰

头痛的治疗除去使用药物以外补充人体所需的营养元素也很重要。

镁

镁有助于保持神经细胞放松，还有助于解决神经递质和偏头痛的问题。有研究证实，患有偏头痛的人，体内的镁含量都是偏低。您可从全谷物（如藜麦）、深绿色叶菜类、豆类和坚果（如杏仁、腰果）中摄取镁。

维生素E

维生素 E 除了有抗氧化的功能外，还能促进血液循环，可缓解头痛。可从坚果（如葵花籽）、水果（如奇异果）中摄取。

水

可能您会觉得真的那么简单？但这的确是事实。因为脱水可引致头痛。如果您觉得很难一次性喝大量的水。您可以准备一瓶水，然后在一天内有规律地喝完。

钾

钾是一种电解质，呕吐、腹泻、剧烈运动可导致钾的流失，引起头痛。可从香蕉、西红柿、番薯和牛油果中摄取。

维生素B₂（核黄素）

核黄素补充剂能够帮助减少偏头痛的发作次数。但不能减少疼痛和持续的时间。核黄素可从绿色蔬菜、坚果和全谷物中摄取。

十三、头痛的三大危害

头痛的原因繁多，其中有些是严重的致命疾患，警惕，头痛不是小事。

影响人体健康

人无缘无故不会出现头痛，正常人在疲劳，紧张，感冒时也会头痛，但是只是一时的，很快应该恢复正常。如果不但不恢复，还频繁发作，疼痛难忍，就是一种病。时间长了必然对人的心脑血管产生不利影响，因为头痛后发作的脑血栓，脑出血，高血压，临床非常常见。

影响人的生活工作

最直接的就是影响睡眠，没有几个头痛患者睡眠是好的，轻者入睡困难，重者整宿难眠。因为睡眠不足，

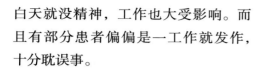
白天就没精神，工作也大受影响。而且有部分患者偏偏是一工作就发作，十分耽误事。

影响人心理健康

这是因为人久患头痛疾病，性格发生变化，往往性情变得暴躁。又因为久治不愈，生活受到重大影响，心理脆弱，丧失信心。

十四、警惕头痛背后的疾病

俗话说，不能"头痛医头、脚痛医脚"，很多情况下，头疼是由全身性疾病引起的，因此头疼时不仅要怀疑颅脑疾病，还应该警惕下列这些情况：

全身各系统的感染性疾病：

几乎所有的伴有发热的全身各系统感染性疾病都能引起头痛。发热使脑部血流及代谢增进；毒素也是使头部血管扩张的一个原因。

呼吸系统疾病：

常见的感冒引起的头痛。其次较为多见的是肺气肿或支气管扩张、肺功能不全而引起的头痛。产生的原因是二氧化碳潴留和缺氧，由于高碳酸血症引起一系列血液化学改变，导致脑血管扩张而产生头痛。

循环系统病变

如高血压、低血压和心功能不全。血压的变化是引起头痛的重要原因，主要是由于压差变化而引起血管舒缩功能障碍所致。急慢性心功能不全引起头痛，是因为循环障碍导致颅内静脉淤血和缺氧所致。另外，在临床上也可以见到以头痛为首发症状的急性心肌梗死。

消化系统的疾病：

消化不良、顽固性便秘、肠道寄生虫、急慢性胃肠炎以及肝功能不全、溃疡性结肠炎等疾病均可产生头痛症状。主要原因是肠道积蓄有过多的有害物质被吸收（如细菌和寄生虫的代谢产物，食入有毒物质），不能充分解毒处理，于是产生自体中毒导致头痛。

泌尿系统疾病：

如急慢性肾炎、尿毒症、肾功能不全以及肾性高血压等均可引起头痛。主要是由于体内有毒的代谢产物不能及时从肾脏排出，在体内积蓄过多而引起全身血管、组织的代谢紊乱而产生头痛。另外，老年人的前列腺癌、膀胱癌极易大脑转移而产生脑瘤性头痛。

全身代谢性疾病：

如高原头痛，实质是一种低氧性头痛，患者往往抵达海拔3000米以上高原后 24 小时内发生头痛，伴有过度呼吸或活动后呼吸困难，吸入氧气可使头痛缓解或消失。还有低血糖性头痛，在胰岛细胞瘤、糖尿病患者注射胰岛素过多情况下产生，也可见于过分禁食、节食减肥的人群中。另外，夏天老年人或儿童中暑之后也会出现头痛，产生的原因可能是一方面由于体温升高而脑血流量增加，另一方面也有可能由于水电解质紊乱使脑脊液压力降低所致。

全身性的中毒所致：

几乎所有的内源性、外源性中毒，均伴有头痛。

头痛可以作为中毒的早期症状，也可以作为急、慢性中毒的主要症状及急性中毒之后恢复期症状之一。较多见的中毒有工业生产中的毒物中毒，如铅、锰、氯气、一氧化碳、二氧化碳、苯、甲醇等毒物引起的中毒。煤气中毒引起头痛在冬天生炉子的地方十分常见。此外有机磷农药中毒、药物中毒、食物中毒等均能产生不同程度的头痛。

其他内科疾病：

如血液系统的贫血，内分泌系统的甲亢、更年期综合征，以及各种自身免疫和变态反应性疾病等，均能产生头痛症状。

十五、防治头痛十项注意

人们对头痛的原因往往不甚明了，所以头痛成了困扰人们的一个大问题。而探明头痛的原因，从头痛的诱因上进行预防是防治头痛的好方法。以下便是专家提供的一些从根本上防治头痛的方法。

饮水：一个人的身体每日起码需要饮 10 杯水，令其体能的发挥达到顶峰，而脱水是造成头痛的一个普遍原因。

食物：吃正餐与小食之间相隔的时间不应超过 5 小时，在每次进食之间，一个人的血糖会下降，导致血管扩张。

注意饮咖啡及饮茶的数量：太多或太少咖啡因都会引致头痛。

记下你所吃的东西：巧克力、醋、冻肉及其他很多食物都含有酪胺和硝酸盐等物质，这些化学物质可导致容易过敏的人士感到头痛，因此，如果你出现头痛的毛病，应留意一下你吃了些什么东西。

减少饮酒：饮酒可导致脱水，红酒和白兰地像芝士、巧克力一样，含有可导致头痛的酪胺。

不要吃过多止痛丸：过量使用药物会导致"止痛反弹"式头痛。如果你怀疑这正是你头痛的起因，可停服止痛丸一段时间，看看头痛有没有停止。

不要长时间坐着：看电视或看书都会令人长时间固定在某个位置，以致人的头部及颈部肌肉感到疼痛及紧张，故每隔40分钟便应休息5分钟。

摒弃负面的情绪：愤怒或失望的情绪不断积聚，可引致头痛，若这是你头痛的原因，你应找方法宣泄一下或走出屋外开怀散步，解开心结。

小心护理你的眼睛：在微弱的灯光下阅读太长时间，会令你脆弱的眼睛受压，引起头痛，因此你应确保你阅读的环境灯光充足，并每隔一段时间便休息一会儿，如果你是戴眼镜或隐形眼镜，便要经常验光以确保度数正确。

作息定时：睡眠时间太少或太多都会引致头痛，每日上床和起床的时间应有规律。

第二章

饮食调理——
让我们告别头痛

第一节 新鲜蔬菜，美味营养痛自消

芹菜

安神降压除烦躁

别　　名 旱芹、药芹、香芹、蒲芹。

性味归经 性凉，味甘辛，无毒；归肺、胃、肝经。

建议食用量 每餐50克。

营养成分

膳食纤维素、多类维生素、蛋白质、脂肪、糖类和磷、钙、铁以及芫荽苷、挥发油、甘露醇、肌醇等。

缓解头痛原理

芹菜中所含的芹菜苷或芹菜素成分有镇静安神、平肝降压的作用，有利于安定情绪，消除烦恼烦躁。芹菜的叶茎中还含有药效成分的芹菜苷、佛手苷内酯和挥发油，具有降血压、降血脂、防治动脉粥样硬化的作用。此外，芹菜含铁量较高，有较好的补血作用。因此，芹菜对高血压、情绪激动、贫血等原因引起的头痛均有良效。

妙方良方

1. 生芹菜汁，可治疗高血压、降低胆固醇，对原发性妊娠性及更年期高血压均有效。

2. 芹菜根大枣，可治疗高血压、冠状动脉硬化性心脏病等血清胆固醇超标者。

食用功效

芹菜含有利尿成分，利尿消肿。芹菜是高纤维食物，它经肠内消化作用生成木质素，高浓度时可抑制肠内细菌产生致癌物质，还可加快粪便在肠内的运转时间，减少致癌物与结肠黏膜的接触，达到预防结肠癌的目的。芹菜叶含铁量较高，能补充女性经血的损失，食之能避免皮肤苍白、干燥、面色无华，而且可使目光有神，头发黑亮。

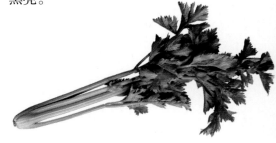

食用宜忌

宜食：特别适合高血压和动脉硬化的患者。

忌食：高血糖、缺铁性贫血患者、经期妇女、成年男性、脾胃虚寒者慎食；血压偏低者慎用；计划生育的男性应注意适量少食。

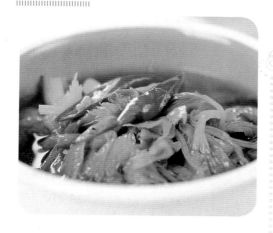

◆ 辣汁芹菜叶汤

主　料： 芹菜叶 100 克。

辅　料： 红辣椒 2 个。

调　料： 辣酱 10 克，盐 5 克，味精少许，蚝油 20 克，葱末、姜末各适量。

做　法：

1. 芹菜叶洗净；红辣椒去蒂、子，洗净，切节。

2. 将辣酱 10 克、盐 5 克、味精少许、蚝油 20 克倒入碗中，对成酱汁待用。

3. 锅中倒入适量水烧开，加入酱汁、葱末、姜末煮开，下入芹菜叶、辣椒节煮开即可。

功　效： 平肝降压，安神镇静，抗癌防癌，利尿消肿。

◆ 芹菜拌花生

主　料： 芹菜 100 克，胡萝卜 80 克，花生米 60 克。

调　料： 八角、花椒各 3 克，桂皮 4 克，姜片 6 克，精盐 1 克，米醋 3 克，味精 2 克，香油 3 克。

做　法：

1. 先将八角、花椒、桂皮、姜片一同包入纱布中待用。

2. 锅中注入适量的清水，把花生米、调味包、精盐放入锅中。

3. 花生煮熟后捞出备用。

4. 分别将芹菜和胡萝卜清洗干净，切成大小相当的小段，投入沸水中焯一下。

5. 把芹菜、胡萝卜、花生米一起装盘，加精盐、米醋、味精、香油搅拌后即可。

功　效： 降压减脂。

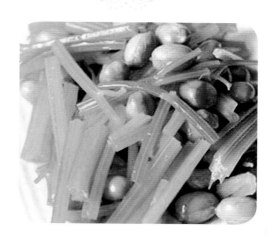

竹笋

清热除烦缓头痛

别　　　名　笋、毛笋、竹芽、竹萌。

性味归经　性微寒，味甘；归胃、肺经。

建议食用量　每餐 100 ~ 250 克。

营养成分

蛋白质、氨基酸、脂肪、糖类、钙、磷、铁、胡萝卜素、维生素 B_1、维生素 B_2、维生素 C 等。

缓解头痛原理

竹笋具有清热解毒之功，可用于外感风热导致的头痛，阳明热盛导致的脑膜炎。另外，竹笋还具有化痰和胃之功，可用于脾胃湿盛、痰浊内扰、清阳不升导致的头痛、头晕等病症。

经典论述

1.《食物本草》："消痰，除热狂，壮热头痛，头风，并妊妇头旋颠仆，惊悸，瘟疫，迷闷，小儿惊痫。"

2.《饮膳正要》："主消渴，利水道，益气，多食发病。"

3.《本草求原》："甘而微寒，清热除痰，同肉多煮，益阴血。痘疹血热毒盛，不发起者，笋尖煮汤及入药，俱佳。"

食用功效

竹笋含有一种白色的含氮物质，构成了竹笋独有的清香，具有开胃、促进消化、增强食欲的作用，可用于治疗胃胀、消化不良、胃口不好等病症。竹笋甘寒通利，其所含有的植物纤维可以增加肠道水分的储留量，促进胃肠蠕动，降低肠内压力，减少粪便黏度，使粪便变软利排出，用于治疗便秘，预防肠癌。此外，它的高含量纤维素在肠内可以减少人体对脂肪的吸收，减少与高血脂有关疾病的发病率。竹笋中植物蛋白、维生素及微量元素的含量均很高，有助于增强机体的免疫功能，提高防病抗病能力。竹笋含脂肪、淀粉很少，属天然低脂、低热量食品，是肥胖者减肥的佳品。

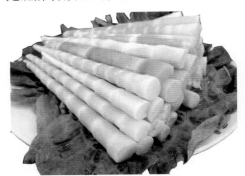

食用宜忌

竹笋含有丰富的粗纤维和草酸，患有胃溃疡、胃出血、肾炎、肝硬化、肠炎、尿路结石者，以及低钙、骨质疏松、佝偻病的人不宜多吃，以免影响钙的吸收。

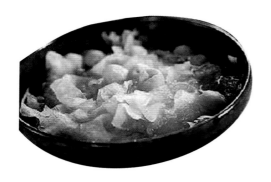

◆ 鲜嫩笋尖粥

主　料：大米100克，鲜笋尖60克，香菇30克。

调　料：香葱末3克，盐5克。

做　法：

1.大米淘洗干净，备用；笋尖洗净，切斜段，焯水备用；香菇泡发，去蒂，切丝。

2.锅中倒入适量水，放入大米煮开，转小火煮20分钟，加笋尖、香菇丝、香葱末、盐再煮约10分钟即可。

功　效：通血脉，化痰涎，消食胀。

◆ 竹笋银耳汤

主　料：鲜笋尖60克，银耳30克。

辅　料：莲子20克，鸡蛋1个。

调　料：盐5克。

做　法：

1.先将竹笋洗净切片，银耳用水泡发去蒂，莲子去芯，鸡蛋打入碗中搅成糊。

2.锅中放水煮沸，倒入鸡蛋糊，加入竹笋、银耳、莲子，用小火烧5分钟，加盐调味即可食用。每次餐前先喝汤吃料，也可当减肥点心食用。

功　效：祛湿利水，润肺养颜。

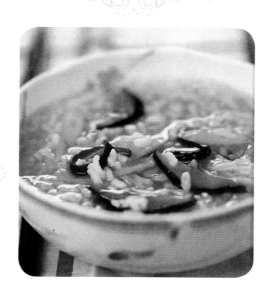

黄瓜

除热利水解酒毒

别　　　名	胡瓜、刺瓜、青瓜。
性味归经	性凉，味甘；归脾、胃、大肠经。
建议食用量	每天约 100 ~ 500 克。

营养成分

蛋白质、糖类、维生素 B_2、维生素 C、维生素 E、胡萝卜素、烟酸、钙、磷、铁等。

缓解头痛功效

黄瓜具有解酒防癌的作用，可用于防治饮酒过多引起的肝硬化、肝性脑病导致的头痛，酒精中毒，还能缓解肝癌患者的头痛。黄瓜还能消暑，对于夏季热毒炽盛导致的头痛有缓解的作用。

经典论述

1.《食物与治病》："黄瓜水分多且有清甜味，生吃能解渴清热，但多食则易于积热生湿。若患疮疥、脚气和有虚肿者食之易加重病情。小儿多食易生疳虫。"

2.《日用本草》："除胸中热，解烦渴，利水道。"

3.《滇南本草》："解疮癣热毒，消烦渴。"

食用功效

黄瓜是低热量的美容减肥食品。黄瓜中的黄瓜酶，有很强的生物活性，能有效地促进人体的新陈代谢，用黄瓜捣汁涂擦皮肤，有润肤、舒展皱纹的功效；黄瓜中所含的丙氨酸、精氨酸和谷氨酰胺对肝脏患者，特别是对酒精性肝硬化患者有一定辅助治疗作用，可预防酒精中毒；黄瓜中所含的葡萄糖苷、果糖等不参与通常的糖代谢，故糖尿病患者以黄瓜代替淀粉类食物充饥，血糖非但不会升高，甚至会降低。

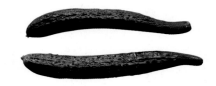

食用宜忌

宜食：适宜肥胖、高血压、高血脂、水肿、嗜酒者食用，是糖尿病患者首选的食品之一。

忌食：中医认为黄瓜性凉，胃寒患者生食易致腹痛泄泻。

黄金搭配

黄瓜 + 黑木耳

黄瓜搭配黑木耳，排毒、减肥功效好。

黄瓜 + 豆腐

黄瓜搭配豆腐，解毒消炎、润燥平胃。

养生食谱

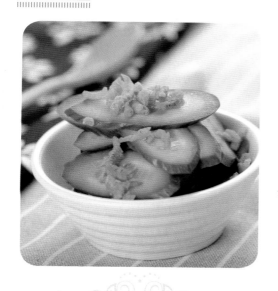

◆ 黄瓜汁

主　　料：黄瓜1根。

做　　法：

1.黄瓜洗净后削掉外皮，切段。

2.将黄瓜段放进榨汁机打成汁，或者用手动式榨汁器碾压挤出汁，煮沸，晾温即可。

◆ 金钩黄瓜

主　　料：海米10克，嫩黄瓜250克。

调　　料：香油、精盐、味精各适量。

做　　法：

1.海米放入碗内，加入少许清水，隔水蒸至酥透时取出，放一边备用。

2.将黄瓜洗净，切去两头后切成片，用盐腌渍片刻，滤去盐水，拌入少许味精，浇上备好的海米和水，淋上香油后即可。

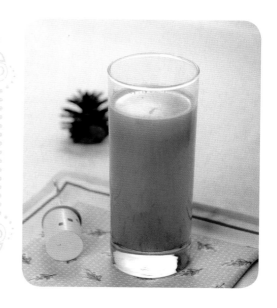

芦笋

清热消肿平肝火

别　　名 露笋、石刁柏、芦尖、龙须菜。

性味归经 性凉，味甘、苦；归肺、胃经。

建议食用量 100 克。

营养成分

蛋白质、脂肪、碳水化合物、粗纤维、钙、磷、钠、镁、钾、铁、铜、维生素 A、维生素 C、维生素 B_1、维生素 B_2、烟酸、泛酸、维生素 B_6、叶酸、生物素等。

缓解头痛功效

芦笋具有清热泻火、利尿消肿、平肝降压、抗癌等作用，主要用于缓解火热炽盛的头痛、发热，高血压引致的头晕、眼花，头痛及脑肿瘤引起的头痛等。

经典论述

1.《饮片新参》："渗湿热，利尿通淋。"

2.《安徽药材》："利湿热，散风火，止血。治痛风、鼻出血、血崩、小便频数短赤、咽痛、耳痛、梦遗。"

3.《药材资料汇编》："治口腔炎症及齿痛。"

食用功效

芦笋味道鲜美，吃起来清爽可口，能增进食欲，帮助消化，是一种高档而名贵的绿色食品。经常食用芦笋对高血压、疲劳症、水肿、肥胖等病症有一定的疗效。芦笋中还含有较多的天门冬酰胺、天门冬氨酸及其他多种甾体皂苷物质。门冬酰胺酶是治疗白血病的药物。

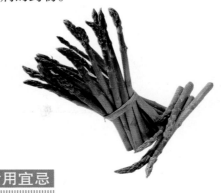

食用宜忌

宜食：高血压病、高脂血症、癌症、动脉硬化患者宜食用；同时也是体质虚弱、气血不足、营养不良、贫血、肥胖和习惯性便秘者及肝功能不全、肾炎水肿、尿路结石者的首选。

忌食：患有痛风者不宜多食。

黄金搭配

芦笋 + 白果

芦笋和白果搭配食用，可以润肺、防治高血压。

芦笋 + 豆腐

芦笋和豆腐搭配食用，可以防止尿酸结石。

养生食谱

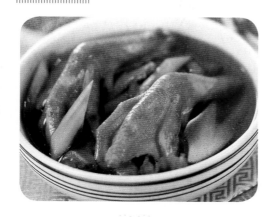

◆ 芦笋鸭掌汤

主　料：鸭掌 400 克，芦笋 100 克。

辅　料：枸杞子少许。

调　料：香葱段、姜片、盐各 5 克，料酒 10 克，味精、胡椒粉各少许。

做　法：

1.鸭掌洗净，剁掉爪尖，切成三段；芦笋洗净，去根，切段；枸杞子洗净。

2.锅置火上，倒油烧热，炒香葱段、姜片，加入料酒及适量水烧开，下入鸭掌、芦笋同煮至鸭掌熟，加入盐、味精、胡椒粉调味即可（可加入枸杞子作装饰）。

功　效：富含各种矿物质，营养全面。

◆ 芹菜芦笋汁

主　料：芹菜 1 棵，芦笋 5 根。

辅　料：柠檬汁、蜂蜜各适量。

做　法：芹菜、芦笋分别洗净，切段，放入榨汁机中，加入适量凉开水搅打，调入适量柠檬汁和蜂蜜即可。

功　效：清理肠道，帮助消化。

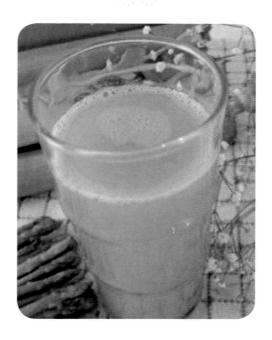

茄子

清热凉血消肿痛

别　　　名 落苏、茄瓜。

性味归经 性凉，味甘；归脾、胃、大肠经。

建议食用量 每次 100 ～ 200 克。

营养成分

蛋白质、脂肪、碳水化合物、维生素以及钙、磷、铁和花青素等。

缓解头痛原理

茄子具有清热凉血、消肿止痛等作用，能增强毛细血管的弹性，防治动脉硬化，保护心脑血管，可用于防治心脑血管疾病引起的头痛，因其能消肿止痛，又可用于血瘀头痛及脑肿瘤引起的头痛，另外，其对于眼底出血有一定的治疗作用，可用于缓解眼源性头痛。

经典论述

1.《滇南本草》："散血，消乳疼，消肿宽肠。烧灰米汤饮，治肠风下血不止及血痔。"

2.《饮膳正要》："动风发疮及痼疾，不可多食。"

3.《本草纲目》："茄性寒利，多食心腹痛下利，妇人能伤子宫。"

食用功效

茄子可以降低胆固醇，还可以防止高脂血导致的血管损害，可以辅助治疗高血压、高脂血、动脉硬化、咯血、紫癜和维生素 C 缺乏症等症，是降脂保健的佳蔬。所以，经常食用些茄子，对预防治疗高血压、高脂血、动脉粥样硬化等是很有益处的。

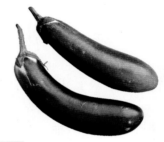

烹饪锦囊

茄子遇热极易氧化，颜色会变黑而影响美观，如果烹调前先放入热油锅中稍炸，控油后再与其他的材料同炒，则不容易变色；茄子切成块或片后，由于氧化作用会很快由白变褐，如果将切成块的茄子立即放入水中浸泡，待做菜时再捞起滤干，也可避免茄子变色。

黄金搭配

茄子 + 苦瓜

茄子与苦瓜搭配是心血管患者的理想菜。

茄子 + 肉

茄子与肉同食，可补血，稳定血压。

养生食谱
||||||||||||||||||||

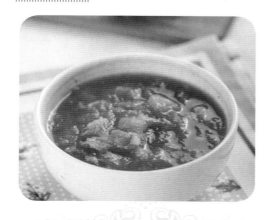

◆ **鱼香茄子泥**

主　料：茄子100克，鸡蛋1个。

调　料：葱末、姜末、蒜末、白糖、甜椒、老抽、醋、盐、植物油各少许。

做　法：

1.将茄子用水煮熟后，去皮，去头尾，压成茄泥；鸡蛋打到碗里搅拌；甜椒洗净，剁成蓉。

2.锅内放油烧至五成热，将茄泥与蛋液搅拌均匀后，放进去炒香，取出放碗里。

3.锅内放植物油，烧至五成热，放甜椒蓉，炒至油呈红色，放入葱、姜末、蒜末炒香，加少许水、老抽、白糖、醋、盐勾成鱼香味，最后将汁淋在茄泥上即可。

功　效：清热止血，消肿止痛。

◆ **炒茄子**

主　料：茄子400克。

调　料：料酒、葱末、姜末、蒜泥、盐、白糖、醋各适量，植物油30克。

做　法：

1.茄子洗净切块，放入沸水中焯3～5分钟后，捞出备用。

2.锅内注油烧热，放入葱、蒜、姜末，滴料酒同炒片刻。

3.再放入茄子、盐、白糖、醋炒匀后即可出锅。

功　效：清热解毒。

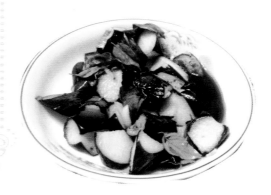

菠菜

解热毒通血脉

别　　　名	菠棱菜、赤根菜、波斯草、鹦鹉菜、鼠根菜、角菜。
性味归经	性凉，味甘辛，无毒；归肠、胃经。
建议食用量	每餐100～250克。

营养成分

胡萝卜素、维生素C、钙、磷、铁、维生素E铁、维生素E、芸香苷、辅酶Q$_{10}$等。

缓解头痛原理

菠菜中含有的叶酸能降低体内高半胱氨酸，起到保护血管内皮细胞、减轻凝血、防止动脉粥样硬化的作用。所含的胡萝卜素可延缓血管老化，其中维生素A能防止胆固醇在血管壁聚集，保持血管通畅，预防心血管疾病，防治头痛。

经典论述

1.《食疗本草》："利五脏，通肠胃热，解酒毒。"

2.《本草求真》："菠菜，书皆言能利肠胃。益因滑则通窍，菠菜质滑而利，凡人久病大便不通，及痔漏关塞之人，宜用之。"

食用功效

菠菜中所含的微量元素，能促进人体新陈代谢，增强身体免疫功能。大量食用菠菜，可降低中风的危险。菠菜提取物具有促进培养细胞增殖的作用，既抗衰老又能增强青春活力。我国民间以菠菜捣烂取汁，每周洗脸数次，连续使用一段时间，可清洁皮肤毛孔，减少皱纹及色素斑，保持皮肤光洁。

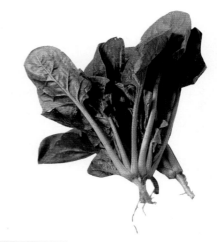

食用宜忌

生菠菜不宜与豆腐共煮，以免妨碍消化影响疗效，将其用沸水焯烫后便可与豆腐共煮。

电脑工作者、爱美的人也应常食菠菜；糖尿病患者（尤其II型糖尿病患者）经常吃些菠菜有利于血糖保持稳定；同时菠菜还适宜高血压、便秘、贫血、维生素C缺乏病患者和皮肤粗糙者、过敏者食用。

养生食谱

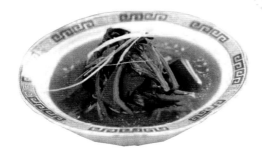

◆ 菠菜猪血汤

主　料： 菠菜 50 克，熟猪血 100 克。

调　料： 食用油、肉汤、盐、胡椒、姜片、葱段各适量。

做　法：

1.鲜菠菜洗净切段，猪血切条。

2.将锅置火上，加食用油，将葱、姜煸香，倒入猪血，烹入料酒煸炒后加入肉汤、盐、胡椒、菠菜，煮沸后，盛入汤盆即成。

功　效： 养血止血，敛阴润燥。适用于血虚肠燥、贫血及出血等病症。

◆ 菠菜太极粥

主　料： 菠菜 50 克，大米 100 克。

调　料： 盐适量。

做　法：

1.菠菜择洗干净，在沸水中焯一下过凉水，捞起，用纱布将菠菜挤出汁备用；大米淘洗净。

2.锅内倒水煮沸，放入大米，煮沸后转小火，熬煮 30 分钟至黏稠。

3.将煮熟的粥分为两份，一份米粥中调入菠菜汁，调匀并加入盐。

4.在碗中放上 S 型隔板，将两份备好的粥分别倒入隔板两侧，待粥稍凝便可以去除隔板，在菠菜粥的 2/3 处点一滴白粥，在白粥 2/3 处点一滴菠菜粥即可。

功　效： 养血止血，敛阴润燥，通利肠胃。

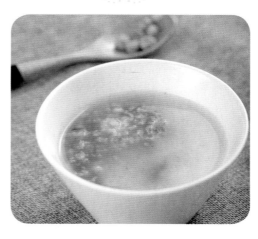

西红柿

•⊰• 凉血平肝治头痛

别　　　名	番茄、洋柿子。
性味归经	性微寒，味甘、酸；归心、肺、胃经。
建议食用量	每天吃 2 ~ 3 个。

营养成分

蛋白质、脂肪、葡萄糖、蔗糖、维生素 B_1、维生素 B_2、维生素 C、纤维素和磷、钙、铁、锌等。

缓解头痛原理

西红柿具有清热解毒、凉血平肝等作用，可用于热毒炽盛导致的头痛，还可缓解高血压引起的头部不适。

生活实用小窍门

西红柿去皮分步骤：

1. 用刀在西红柿底部划个小十字。
2. 将西红柿放入沸水中烫五六秒钟。
3. 立即取出西红柿浸入冷水中。
4. 从十字形部位开始剥皮。

黄金搭配

西红柿 + 菜花

西红柿宜与菜花搭配食用，可以增强抗毒能力，治疗胃溃疡、便秘、皮肤化脓、牙周炎、高血压、高血脂等。

食用功效

西红柿含有丰富的维生素、矿物质、碳水化合物、有机酸及少量的蛋白质，有促进消化、利尿、抑制多种细菌的作用。西红柿中含有的维生素可以保护血管，治疗高血压，还有推迟细胞衰老、增加人体抗癌能力的作用。西红柿中的胡萝卜素可维持皮肤弹性，促进骨骼钙化，防治儿童佝偻病、夜盲症和眼睛干燥症。西红柿中富含番茄碱、谷胱甘肽、红浆果素、胡芦巴碱等成分，能有效降低血糖，而且西红柿所含的脂肪、糖分热量都很低，适合糖尿病患者及肥胖者食用。

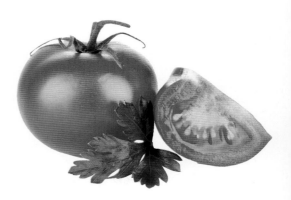

食用宜忌

不要吃不成熟的西红柿，因为青色的西红柿含有大量有毒的番茄碱，尤其是孕妇食用后，会出现恶心、呕吐、全身乏力等中毒症状，对胎儿发育有害。

养生食谱

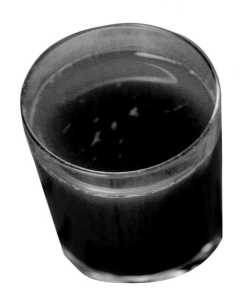

◆ 西红柿汁

主　料： 西红柿 500 克。

做　法：

1. 把西红柿洗干净，用热水烫后去皮。

2. 再用纱布包好用手挤压出汁倒入杯中，再加入少许的温开水调匀，即可食用。

功　效： 补充维生素，降糖降压。

◆ 西红柿菠菜汁

主　料： 菠菜 2 棵，西红柿 1 个。

调　料： 蜂蜜适量。

做　法：

1. 菠菜洗净，焯熟，切成小段。

2. 西红柿洗净，切小块。将菠菜、西红柿倒入榨汁机，加凉开水搅打成汁，调入适量蜂蜜即可。

功　效： 补充维生素、铁和叶酸。

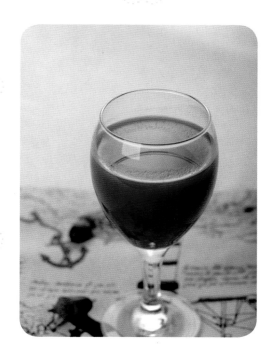

银耳

滋阴益气平肝阳

别　　　名　白木耳、雪耳、白耳子、银耳子。

性味归经　性平，味甘；归肺、胃、肾经。

建议食用量　干银耳每次约 15 克。

营养成分

蛋白质、碳水化合物、脂肪、粗纤维、无机盐及少量维生素 B 类。

缓解头痛原理

银耳可滋阴益气、平肝潜阳，故常食银耳可缓解肝阳上亢、阴虚火炎所致的头痛、偏头痛；银耳还能软化血管，改善脑部微循环，防治脑卒中及其引起的头痛。

黄金搭配

银耳 + 菊花

有镇静、解毒之功效，并能益气强身。

银耳 + 鸭蛋

可缓解咽喉干燥、声音嘶哑、干咳等。

银耳 + 梨

有滋阴润肺、镇咳祛痰之功效，同食会加倍功效。

银耳 + 鱿鱼

鱿鱼可调节血压，适用于中老年人。

食用功效

银耳含有维生素 D，能防止钙的流失，对生长发育十分有益，并富含酸性多糖和硒等微量元素，可以增强人体抗肿瘤的能力；银耳中的天然植物性胶质，有滋阴作用，长期服用可以润肤，并有祛除脸部黄褐斑、雀斑的功效；银耳中的膳食纤维可助胃肠蠕动，减少脂肪吸收，从而达到减肥的效果；银耳能提高肝脏解毒能力，起保肝作用，对老年慢性支气管炎、肺源性心脏病也有一定疗效，还能增强肿瘤患者对放疗、化疗的耐受力。

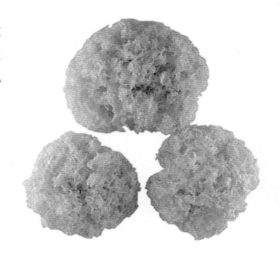

食用宜忌

银耳宜用沸水泡发，泡发后应去掉未发开的部分，特别是那些呈淡黄色的东西。冰糖银耳含糖量高，睡前不宜食用，以免血黏度增高。炖好的甜品放入冰箱冰镇后饮用，味道更佳。

养生食谱

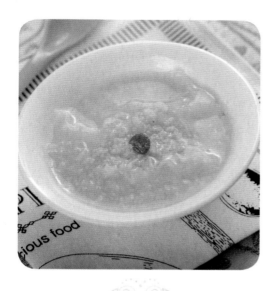

◆ 毛尖银耳茶

主　料：银耳、白糖各 20 克，毛尖 5 克。

做　法：在锅中放入银耳、白糖及适量清水，炖 25 分钟后取汁，随后将茶叶冲泡成茶汁，将两种汁液混合拌匀即可。

功　效：润肤养颜，滋养干燥，补中益气，养胃生津。口咽干燥、心烦乏力、胃气损伤者适合饮用。便血、呕血患者不宜饮用。

◆ 双米银耳粥

主　料：大米、小米各 30 克，水发银耳 20 克。

做　法：

1. 大米和小米分别淘洗干净备用。

2. 水发银耳去蒂，择洗干净，撕成小朵。

3. 锅内放水，加入大米、小米，大火煮沸后，放入银耳，转中火慢慢煮约 15 分钟，至银耳将溶之时关火即可。

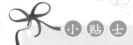

小 贴 士

银耳在熬制 15 分钟后要常搅拌，熬到汤汁浓稠后容易糊底。

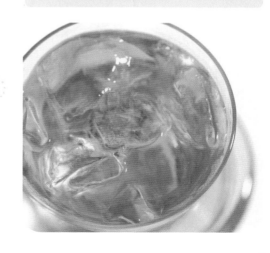

冬瓜

—❖ 清热利水解暑热

别　　　名　白瓜、枕瓜、东瓜。

性 味 归 经　性凉,味甘;归肺、大肠、
　　　　　　小肠、膀胱经。

建议食用量　每天 100 ～ 500 克。

营养成分

蛋白质、糖、粗纤维、灰分、钙、磷、铁、胡萝卜素、硫胺素、核黄素、烟酸、维生素 C 等。

缓解头痛原理

冬瓜具有清热解毒、利水消肿等作用,可用于暑热引起的头昏、头痛、发热,也可用于大头瘟毒之头痛如劈。另外,因冬瓜具有利水消肿之功,可用于水肿引起的头面部不适等。

黄金搭配

冬瓜 + 红枣

补脾和胃、益气生津、调营卫、解药毒。常食可消除体内多余脂肪,具有减肥降脂的作用。

冬瓜 + 蟹

冬瓜与蟹肉同用,同具减肥健美之效,适用于肾脏病、心脏病、糖尿病和肥胖症等患者食用。

食用功效

冬瓜含有的维生素中以抗坏血酸、硫胺素、核黄素及烟酸含量较高,具防治癌症效果的维生素 B_1,在冬瓜子中含量相当丰富;矿质元素有钾、钠、钙、铁、锌、铜、磷、硒等 8 种,其中含钾量显著高于含钠量,属典型的高钾低钠型蔬菜,对需进食低钠盐食物的肾脏病、高血压、浮肿病患者大有益处,其中元素硒还具有抗癌等多种功能;含有除色氨酸外的 8 种人体必需氨基酸,谷氨酸和天门冬氨酸含量较高,还含有鸟氨酸和 γ – 氨基丁酸以及儿童特需的组氨酸;冬瓜不含脂肪,膳食纤维高达 0.8%,营养丰富而且结构合理,营养质量指数计算表明,冬瓜为有益健康的优质食物。

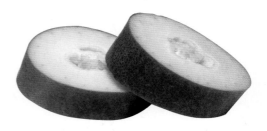

饮食宝典

将冬瓜子晒干研细末,调入牛奶、豆浆或其他食品中,每日早晚各服一次,每次 6 ～ 10 克,连续服食两个月,可令皮肤白皙、细腻光滑,起到延缓衰老之功效。

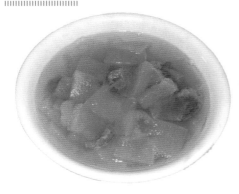

◆ 海米冬瓜

主　料：冬瓜 350 克。

辅　料：海米 15 克。

调　料：葱姜 5 克，盐 4 克，鸡粉 3 克，水淀粉 20 克，香油 2 克，料酒、胡椒粉各适量。

做　法：

1. 将冬瓜去皮改刀成长 5 厘米的条。

2. 海米用水泡发好。

3. 锅内放入少许油，放入葱姜海米煸香，放冬瓜烹料酒、盐、鸡粉、胡椒粉，加少许水调好味炖至冬瓜软烂汤汁浓稠后，勾少许芡淋香油即可。

功　效：清热毒，利排尿，止渴除烦，补钙。

◆ 清蒸冬瓜盅

主　料：冬瓜 200 克。

辅　料：熟冬笋、水发冬菇、蘑菇各 40 克，彩椒 20 克。

调　料：香油、料酒、酱油、糖、淀粉各适量。

做　法：

1. 将冬瓜选肉厚处用圆槽刀捅出 14 个圆柱形，焯水后抹香油待用。

2. 冬菇、蘑菇洗净，冬笋去皮，各切碎末；锅置火上，下六成热油中煸炒，再加料酒、酱油、白糖、味精、冬菇汤，烧开后勾厚芡，冷后成馅。

3. 冬瓜柱掏空填上馅，放盘中，上笼蒸 10 分钟取出装盘，盘中汤汁烧开调好味后勾芡，浇在冬瓜盅上即可。

功　效：清热生津，避暑除烦。

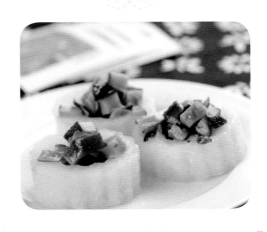

土豆

❧ 补中益气能缓头痛

别　　　名 马铃薯、洋芋、地蛋、山药蛋。

性 味 归 经 性平、微凉，味甘；归脾、胃、大肠经。

建议食用量 每餐100～200克。

营养成分

淀粉、膳食纤维素、胶质、蛋白质、脂肪、磷、钙、铁、钾、多类维生素与核酸、柠檬酸、土豆素等。

缓解头痛原理

一个中等大小的土豆含有37克碳水化合物，能够缓解因5-羟色胺升高引起的紧张性头痛。

经典论述

1.《本草纲目》："功能稀痘，小儿熟食，大解痘毒。"

2.《湖南药物志》："补中益气，健脾胃，消炎。"

食用功效

土豆含有大量淀粉以及蛋白质、B族维生素、维生素C和钾等，能促进脾胃的消化功能；土豆含有大量膳食纤维，能宽肠通便，帮助人体及时排泄代谢毒素，防止便秘，预防肠道疾病的发生；土豆能供给人体大量有特殊保护作用的黏液蛋白，能促使消化道、呼吸道以及关节腔、浆膜腔的润滑，预防心血管系统的脂肪沉积，保持血管的弹性，有利于预防动脉粥样硬化的发生，有一定的美容、抗衰老作用。

食用宜忌

土豆发芽，须深挖及削去芽附近的皮层，再用水浸泡，长时间加热，以清除和破坏龙葵碱，防止多食中毒。脾胃虚寒易腹泻者应少食。

养生食谱

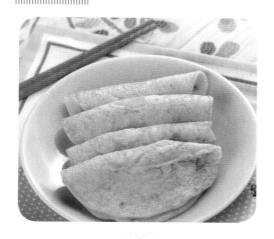

◆ 土豆泥饼

主 料： 土豆 100 克，面粉 200 克，鸡蛋 2 个。

调 料： 植物油、盐各适量。

做 法：

1.把土豆洗净、蒸熟、去皮、捣成泥状，加入鸡蛋、盐、面粉和在一起，做成 10 个圆形的等分饼坯。

2.锅中加油烧热，把土豆饼坯逐个放到油锅里炸 1 分钟捞出。

3.将油锅继续加热，至七成热时，再将土豆饼坯放进去，再炸半分钟成金黄色即可。

◆ 风味土豆泥

主 料： 土豆 200 克。

辅 料： 胡萝卜丁 20 克，西芹丁 20 克。

调 料： 炼乳 20 克，奶粉 10 克。

做 法：

1.把土豆清洗干净去皮切成片，放蒸箱蒸 30 分钟，软烂后打成泥状，放容器里加奶粉、炼乳拌匀。

2.胡萝卜去皮切成丁焯水后放入土豆泥中。

3.西芹切粒焯水，放土豆泥中拌匀即可。

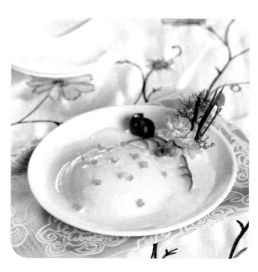

白萝卜

平肝降压缓头痛

别　　　名 莱菔。

性味归经 性凉，味甘、辛；归脾、胃、肺、大肠经。

建议食用量 每餐100～200克。

营养成分

蛋白质、糖类、碳水化合物、维生素、芥子油、淀粉酶和粗纤维等营养成分。

缓解头痛原理

白萝卜有开胃、利尿、杀菌的作用，对于外感风寒、鼻部疾病、肺热引起的发热、头痛有缓解的作用。白萝卜还能平肝降压、疏利肝胆，通过缓解高血压来缓解头痛症状。另外，白萝卜还能防癌，对于肿瘤引起的头痛也有缓解作用。

黄金搭配

白萝卜＋梨

可润肺、清热、化痰。梨有润肺凉心、消痰去火的功效，跟白萝卜一起榨汁喝，不仅能掩盖白萝卜的辛辣味，还可以让食疗功效加倍。

白萝卜＋羊肉

羊肉和白萝卜一起炖着吃，不仅化痰、泻火，而且还能解油腻，让营养互补。

食用功效

白萝卜中的芥子油能促进胃肠蠕动，增进食欲，帮助消化；白萝卜中的淀粉酶能分解食物中的淀粉，使之得到充分的吸收；白萝卜含有木质素，能提高巨噬细胞的活力，吞噬癌细胞。此外，白萝卜所含的多种酶，能分解致癌的亚硝胺，具有防癌作用。白萝卜还可以降低胆固醇，防止胆结石形成。

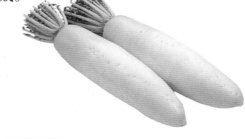

食用宜忌

白萝卜可生食、炒食、煮食，或煎汤、捣汁饮，做药膳，或外敷患处。烹饪中也可作配料和点缀。白萝卜种类较多，生吃以汁多辣味少者为好，平时不爱吃凉性食物者以熟食为宜。

经典论述

1.《随息居饮食谱》："治咳嗽失声、咽喉诸病，解煤毒、茄毒。熟者下气和中，补脾运食，生津液，御风寒，止带浊，泽胎养血。"

2.《本草纲目》："主吞酸，化积滞，解酒毒，散瘀血，甚效。"

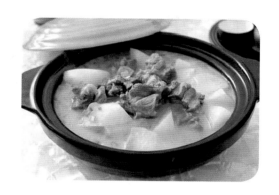

◆ **萝卜羊肉汤**

主　料： 白萝卜、净羊肉各 400 克，龙眼肉 25 克。

调　料： 精盐、黄酒、姜片、羊肉汤各适量。

做　法：

1. 白萝卜刨去皮，切成厚片。羊肉切成块，焯水洗净。龙眼肉洗净。

2. 砂锅内放羊肉汤、黄酒、姜片，烧开后放入羊肉、萝卜、龙眼肉，用中小火炖约 3 小时，至羊肉酥烂，用精盐调味即成。

功　效： 助阳补精。

◆ **白萝卜圆白菜汁**

主　料： 圆白菜菜叶 4 片，白萝卜半根，柠檬汁适量。

做　法： 将白萝卜、圆白菜菜叶彻底洗净、切碎，放入榨汁机中加适量凉开水榨汁，最后加柠檬汁调味即可。

功　效： 健脾胃，缓解胃炎。

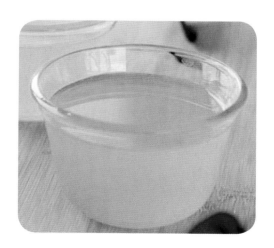

苋菜

清热凉血散瘀

别　　　名　青香苋、红苋菜、红菜、野刺苋、米苋。

性 味 归 经　性凉，味微甘；归肺、大肠经。

建议食用量　每餐 50 ～ 100 克。

营养成分

蛋白质、脂肪、无机盐、糖、粗纤维和多种维生素等营养成分，其中叶和种子含有高浓度赖氨酸，可补充谷类食物中氨基酸的组成缺陷。

缓解头痛原理

苋菜具有清热解毒、凉血散瘀的作用，对于肝火上炎、湿热所致的头痛有一定的辅助治疗作用。

黄金搭配

苋菜 + 鸡蛋

苋菜宜和鸡蛋搭配，可以营养互补，有滋阴润燥、清热解毒的作用。

生活实用小窍门

苋菜叶薄、平的嫩，厚、皱的老。用手紧握苋菜，手感软的嫩，硬的老。用保鲜膜包裹，根部朝下，直立放入冰箱冷藏。

食用功效

苋菜能补气、清热、明目、滑胎、利大小肠，且对牙齿和骨骼的生长可起到促进作用，并能维持正常的心肌活动，防止肌肉痉挛。还具有促进凝血、增加血红蛋白含量并提高携氧能力、促进造血等功能。也可以减肥清身，促进排毒，防止便秘。

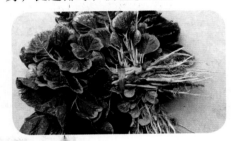

食用宜忌

宜食：适合老年人、幼儿、妇女、减肥者食用。在夏季食用红苋菜对于清热解毒，治疗肠炎痢疾以及大便干结和小便赤涩有显著作用。

忌食：慢性腹泻、脾弱便溏者慎服。

经典论述

1.《随息居饮食谱》："苋通九窍。其实主青盲明目，而苋字从见。"

2.《本草衍义补遗》："苋，下血而又入血分，且善走，与马齿苋同服下胎，妙，临产者食，易产。"

3.《滇南本草》："治大小便不通，化虫，祛寒热，能通血脉，逐瘀血。"

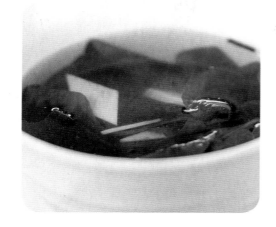

◆ 红苋菜山药汤

主　料：红苋菜 150 克，山药 100 克。

调　料：姜丝、葱丝、盐、味精、胡椒粉各适量。

做　法：

1.红苋菜洗净，切段。

2.山药洗净，去皮切菱形片。

3.锅置火上，倒入适量水烧开，放入山药片煮熟后捞出，另换凉水再放入山药，加入调料烧开，放入红苋菜、姜丝、葱丝、盐、味精、胡椒粉煮熟即可。

功　效：补气，清热，益肾气，健脾胃。

◆ 苋菜香米粥

主　料：香米 60 克，红豆 40 克。

辅　料：苋菜 40 克。

调　料：姜丝、葱丝、盐、味精、胡椒粉各适量。

做　法：

1.香米、红豆分别淘洗干净。

2.苋菜洗净，切小段。

3.锅置火上，加入适量水，放入小豆煮 15 分钟，再放入香米煮 20 分钟至稠，加入苋菜段、姜丝、葱丝、盐、味精、胡椒粉搅匀即可。

功　效：清热解毒，治痢。

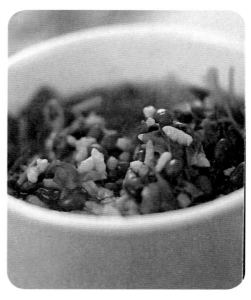

丝瓜

⚬━❀━ 清热化痰治头痛

别　　　　名　天罗、绵瓜、布瓜、天
络瓜。

性 味 归 经　性凉，味甘；归肝、胃、
肺经。

建议食用量　每餐100～300克。

营养成分

蛋白质、脂肪、碳水化合物、钙、磷、铁、维生素 B_1、维生素 C、皂苷、植物黏液、木糖胶、丝瓜苦味质、瓜氨酸等。

缓解头痛原理

丝瓜能通络下乳，故能疏肝郁，缓解肝气郁结所致的头痛。因其能清热解毒，故又能治疗外感风热或风寒化热引起的头痛、发热等病症。另外，丝瓜通络化痰，可用于缓解痰瘀互阻型头痛。

经典论述

1.《本经逢原》："丝瓜嫩者寒滑，多食泻人。"

2.《本草纲目》："老者烧存性服，祛风化痰，凉血解毒杀虫，通经络，行血脉，下乳汁。"

食用功效

丝瓜中含防止皮肤老化的 B 族维生素、增白皮肤的维生素 C 等成分，能保护皮肤、消除斑块，使皮肤洁白、细嫩，是不可多得的美容佳品，故丝瓜汁有"美人水"之称。女士多吃丝瓜还对调理月经也有帮助。丝瓜藤茎的汁液具有保持皮肤弹性的特殊功效，能美容去皱；丝瓜提取物对乙型脑炎病毒有明显的预防作用，在丝瓜组织培养液中还提取到一种具抗过敏作用的物质。中医认为丝瓜性凉味甘，有清暑凉血、解毒通便、祛风化痰、下乳汁等功效。

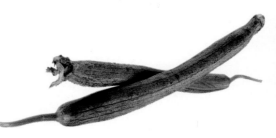

饮食宝典

丝瓜的味道清甜，烹制丝瓜时应尽量保持清淡，烹煮时不宜加酱油和豆瓣酱等口味较重的酱料，以免抢味。油要少用，可勾薄芡，用味精或胡椒粉提味，这样才能突出丝瓜香嫩爽口的特点。

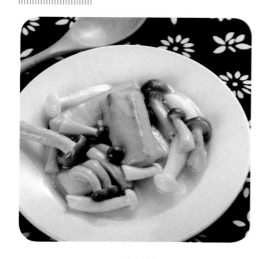

◆ 丝瓜炒双菇

主　料：蟹味菇50克，干香菇20克，丝瓜60克。

调　料：酱油、白糖、盐、淀粉、植物油各适量。

做　法：

1.丝瓜洗净切片，用水焯一下，捞出过凉，再用少量油炒熟，加盐调味后盛出。

2.干香菇泡软、去蒂。用少量油炒过。加酱油、白糖烧3分钟。

3.蟹味菇洗净，放入香菇中同烧，汤汁稍收干时，勾芡，盛出放丝瓜中间即可。

◆ 肉末烧丝瓜

主　料：丝瓜1根，猪肉末20克。

调　料：香油、生抽、盐、醋、植物油各适量。

做　法：

1.猪肉末放入油锅中炒熟，盛出备用。

2.丝瓜去皮，洗净，切成丝，用沸水焯一下，捞出过凉备用。

3.锅置火上，加入适量植物油烧热，将焯过的丝瓜、熟肉末，加入香油、生抽、盐、醋，炒匀即可。

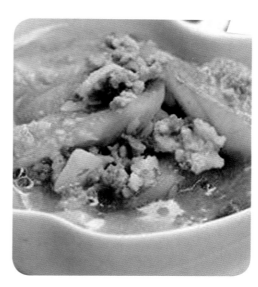

苦瓜

清热解毒除烦躁

别　　　名 凉瓜、锦荔枝、癞葡萄、癞瓜。

性 味 归 经 性寒，味苦；归心、肝、脾、胃经。

建议食用量 鲜品每次 100 ~ 500 克，干品每次 50 ~ 100 克。

营养成分

蛋白质、脂肪、碳水化合物、粗纤维、胡萝卜素、维生素 B_1、维生素 B_2、维生素 C、维生素 E 及尼古酸等多类维生素，其中维生素 C 的含量每 100 克可达 56 毫克。

缓解头痛原理

苦瓜具有清热解毒、解暑除烦、补肾健脾、益气壮阳等作用，可以用于夏日高热伤暑的头痛如劈或感受疫毒导致的头痛，还可缓解高热。因苦瓜又能补肾健脾，可养血益精，故可用于虚性头痛。

黄金搭配

苦瓜 + 辣椒

苦瓜、辣椒组合成菜，富含维生素 C、铁、辣椒素，女性常食能润肤容颜、明目，延年益寿，是理想的健美、抗衰老菜肴。

食用功效

苦瓜中的苦瓜苷和苦味素能增进食欲，健脾开胃；所含的生物碱类物质奎宁，有利尿活血、消炎退热、清心明目的功效；苦瓜中的蛋白质及大量维生素 C 能提高人体的免疫功能；从苦瓜子中提炼出的胰蛋白酶抑制剂，可以抑制癌细胞所分泌出来的蛋白酶，阻止恶性肿瘤生长；苦瓜的新鲜汁液，含有苦瓜苷和类似胰岛素的物质，具有良好的降血糖作用，是糖尿病患者的理想食品。

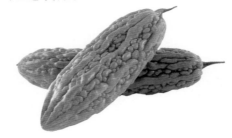

食用宜忌

宜食：适宜糖尿病、高血压、高血脂患者。

忌食：苦瓜性凉，脾胃虚寒者不宜多食。

经典论述

1.《本草纲目》载："苦瓜……结瓜长者四、五寸，短者二、三寸，青色，皮上痱瘤如癞及荔枝壳状。……南人以青皮煮肉及盐酱充蔬。"

2.《本草纲目》："除邪热，解劳乏，清心明目。"

养生食谱

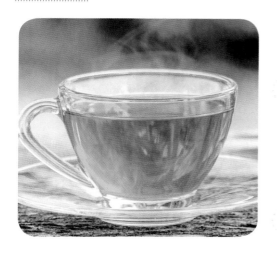

◆ 杏仁拌苦瓜

主　料：苦瓜 200 克。

辅　料：杏仁 20 克。

调　料：盐 2 克，味精 1 克，香油适量。

做　法：

1.将苦瓜洗净改刀切成片，焯水备用。

2.杏仁泡淡盐水 20 分钟，与苦瓜一起放容器中加盐、味精、香油拌匀即可。

◆ 苦瓜绿茶

主　料：干苦瓜片 15 克。

辅　料：绿茶 3 克。

做　法：

1.将干苦瓜片、绿茶装入茶包中。

2.将茶包放入杯中。

3.沸水冲泡，闷约 10 分钟，取出茶包饮用。

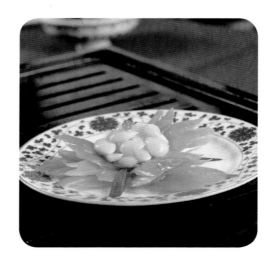

小贴士

可直接将干苦瓜片与绿茶装在茶包中，随用随取。

莲藕

清热凉血补气血

别　　　名 连菜、藕、菡萏、芙蕖。

性味归经 性寒，味甘、涩；归心、脾、胃经。

建议食用量 每餐100～200克。

营养成分

蛋白质、脂肪、碳水化合物、粗纤维、钙、磷、铁、胡萝卜素、硫胺素、核黄素、烟酸、抗坏血酸等。

缓解头痛原理

莲藕具有清热凉血的作用，可用于热性病症引致的头痛，可补益气血、增强人体免疫力，还有利于缓解气血亏虚头痛，头晕诸症。

经典论述

1.《日用本草》："清热除烦。凡呕血、吐血、瘀血、败血，一切血证宜食之。"

2.《饮膳正要》："主补中，益神益气，除疾，消热渴，散血。"

3.《本草纲目》："藕节止血；莲心清热，安神；莲须固精止血；莲房止血，祛瘀；荷梗通气宽胸，通乳；荷叶清暑，解热；荷蒂安胎，止血；荷花清暑止血。"

食用功效

具有清热生津、凉血、活血散瘀、健脾益胃、润五脏、提高超氧化物歧化酶（SOD）活性、净化血液、降低血压、降低血脂、防止血栓形成及防癌、抗癌、解酒毒功能，对防治暑热烦渴、脾虚久泻、大便带血及胃、十二指肠溃疡、高血压、高血脂、动脉硬化、血栓形成、癌肿、酒精中毒等症，有较好的食疗功效。

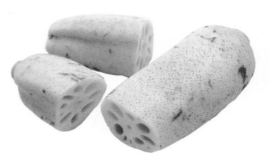

食用宜忌

宜食：老幼妇孺、体弱多病者尤宜，特别适宜高热、高血压、肝病、食欲不振、缺铁性贫血、营养不良者。

忌食：莲藕性寒，生吃清脆爽口，但碍脾胃。脾胃消化功能低下、大便溏泄者不宜生吃。

黄金搭配

莲藕 + 猪肉

藕性味甘寒，配以滋阴润燥、补中益气的猪肉，素荤搭配合用，具有滋阴血、健脾胃的功效。

养生食谱

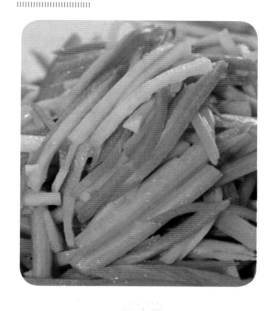

◆ 莲藕汤

主　料：莲藕30克，冬菇15克。

做　法：

1.莲藕削皮，切片；冬菇放温水中泡发，去蒂，洗净，切片。

2.锅内加入适量清水，放入藕片，冬菇片，大火煮沸，取汤即可。

◆ 莲藕萝卜

主　料：胡萝卜80克，白萝卜80克，莲藕150克。

辅　料：红辣椒、精盐、白糖、味精、香油各适量。

做　法：

1.将莲藕去皮洗净切细条，用清水略泡，捞出控水；胡萝卜、白萝卜洗净，切细条，加精盐拌匀腌软；红辣椒去蒂、子洗净，切细丝。

2.将莲藕细条、胡萝卜、白萝卜、辣椒丝加精盐、白糖、味精、香油拌匀即可。

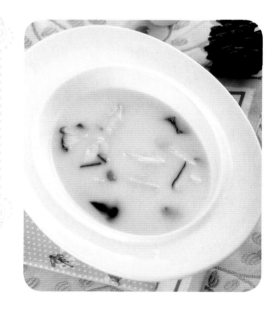

葱

通阳散寒兼止痛

别　　　名　大葱、青葱、四季葱。

性 味 归 经　性温，味辛；归肺、胃二经。

建议食用量　每餐5～10克。

营养成分

脂肪、糖类、挥发油、胡萝卜素、维生素、烟酸、钙、镁、铁等。

缓解头痛原理

葱具有通阳散寒、宣痹止痛等作用，可用于风寒感冒诸症，如若寒、发热、头痛，又能用于痰瘀痹阻脑络引起的头痛不适，又因其有抗癌作用，故可用于防治脑肿瘤。

经典论述

1.《本草经疏》："葱，辛能发散，能解肌，能通上下阳气，故外来怫郁诸证，悉皆主之。"

2.《本草纲目》："葱，所治之症，多属太阴、阳明，皆取其发散通气之功。通气故能解毒及理血病。气者，血之帅也，气通则血活矣。"

3.《医林纂要》："葱，陶氏谓白冷青热，此却不然。但全用则行通身，根与白行肌肤，青与尖专行达肌表，上头目。又生用则外行，泡汤曰表散，熟之则守中。"

食用功效

葱中含有大量的维生素C和钾元素，有舒张小血管，促进血液循环的作用，有助于防止血压升高所致的头晕，使大脑保持灵活和预防老年痴呆。葱含有具刺激性气味的挥发油和辣素，能祛除菜肴中的腥膻等异味，产生特殊香气，并有较强的杀菌作用，可以刺激消化液的分泌，增进食欲。挥发性辣素还通过汗腺、呼吸道、泌尿系统排出时轻微刺激相关腺体的分泌，而起到发汗、祛痰、利尿作用。是治疗感冒的中药之一。

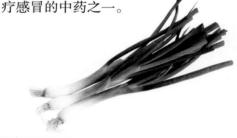

食用宜忌

表虚多汗者忌服。葱不可与蜂蜜、大枣、杨梅和野鸡一同食用。在服用中药地黄、常山、首乌之时，也忌食葱。

黄金搭配

葱＋牛肉

牛肉与葱搭配，既滋补营养，又有杀菌祛毒、降低胆固醇、预防疾病等功效。

葱＋韭菜

葱与韭菜搭配可促进人体对维生素B_1的利用。

养生食谱
||||||||||||||||||

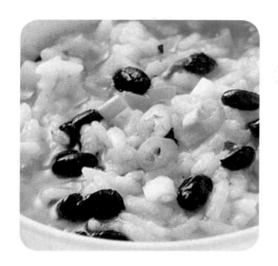

◆ 葱豉粳米粥

主　料：粳米50克，葱白3根，豆豉20克。

调　料：精盐、味精各适量。

做　法：先将粳米淘净加水煮沸，再入豆豉共煮。待米将熟时，加入葱白，煮至粥成时，再用少许精盐、味精调味。

功　效：解表散寒，祛风止痒。

◆ 大葱炒豆腐

主　料：大葱200克、豆腐300克。

调料：食用油、姜、蒜、面酱、剁椒、生抽、老抽、鸡精各适量。

做　法：

1.豆腐切成小方块，放入沸水焯一下去除豆腥味；姜、蒜切碎，葱切段备用。

2.炒锅上火，倒入食用油烧热，煸香姜蒜末；放入面酱和剁椒煸香。

3.放入豆腐煸炒，调入生抽、老抽、鸡精翻炒均匀，放入大葱翻炒两下即可出锅。

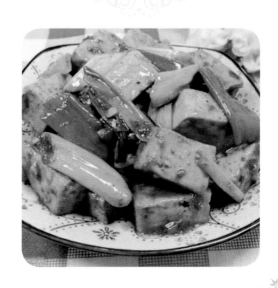

姜

擅祛风寒头痛

别　　　名 姜根、百辣云、因地辛、勾装指、炎凉小子；干燥根茎名干姜。

性 味 归 经 味辛，性温；归脾、胃、肺经。

建议食用量 每餐10克左右。

营养成分

蛋白质、多种维生素、胡萝卜素、姜油酮、姜辣素、钙、铁、磷等。

缓解头痛原理

姜辛辣发散，具有疏散风寒、化痰止咳等作用，主要用于治疗外感风寒引起的头痛不适或鼻塞头痛等。其气味辛辣，对疲劳引起的神经衰弱、偏头痛有缓解作用。另外，现在研究表明，生姜在一定程度上能抑制肿瘤细胞的生长，因此，生姜对于肿瘤引起的头痛有缓解作用。

经典论述

1.《本草纲目》："生用发散，熟用和中，解食野禽中毒成喉痹；浸汁点赤眼；捣汁和黄明胶熬，贴风湿痛。"

2.《日用本草》："治伤寒、伤风、头痛、九窍不利。入肺开胃，去腹中寒气，解臭秽。"

食用功效

人体在进行正常新陈代谢时，会产生一种有害物质——氧自由基，促使人体出现病症和衰老。姜中的姜辣素进入体内后，能产生一种抗氧化酶，它有很强的对付氧自由基的本领，比维生素E还要强得多。所以，吃姜能抗衰老，老年人常吃生姜可除"老年斑"。姜的提取物能刺激胃黏膜，引起血管运动中枢及交感神经的反射性兴奋，促进血液循环，振奋胃功能，达到健胃、止痛、发汗、解热的作用。姜的挥发油能增强胃液的分泌和肠壁的蠕动，从而帮助消化；姜中分离出来的姜烯、姜酮的混合物有明显的止呕吐作用。姜提取液具有显著的抑制皮肤真菌和杀死阴道滴虫的功效，可治疗各种痈肿疮毒。俗话说得好："冬吃萝卜夏吃姜，不劳医生开药方。"

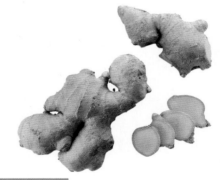

食用宜忌

凡阴虚内热、血热妄行者忌服；孕妇慎服。

养生食谱

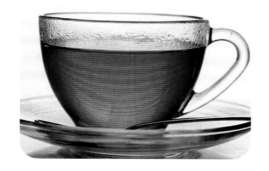

◆ 姜枣羹

主　料：生姜 50 克，大枣 100 克，淀粉适量。

调　料：白糖 20 克。

做　法：

1.鲜生姜洗净去皮切片待用，大枣洗净去核待用。

2.锅内加适量的水烧沸后加大枣，入姜片、白糖搅匀，水淀粉勾芡即可。

功　效：温胃散寒，养血安神。

◆ 姜杏苏糖饮

主　料：苦杏仁 10 克，紫苏子 10 克，姜 10 克。

调　料：赤砂糖 10 克。

做　法：

1.将杏仁去皮、尖，捣烂；生姜洗净切小片。

2.将杏仁、生姜与紫苏子一起放入砂锅；加适量清水煮 20 分钟，去渣留汁。

3.加入红糖搅匀，略煮片刻即可。

功　效：疏散风寒，宣肺止咳。

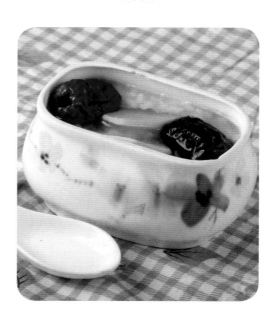

第二节 瓜果杂粮茶，扫除头痛困扰

荔枝

养血健脾补大脑

别　　　名 丹荔、丽枝、香果。

性味归经 性温，味甘、酸；归心、脾、肝经。

建议食用量 每天200克以内。

营养成分

膳食纤维、蛋白质、脂肪、碳水化合物、核黄素、维生素C、维生素A、胡萝卜素、硫胺素、烟酸、镁、硒、钠、钾等。

缓解头痛原理

荔枝对大脑组织有补养作用，对大脑皮质有镇静作用，对增强记忆、减轻大脑紧张疲劳很有效，对疲劳、压力等引起的头痛、偏头痛、失眠、记忆力减退等病症有缓解的作用。

黄金搭配

荔枝＋红枣

荔枝含有丰富维生素，可促进毛细血管的微循环；红枣有养血补血的作用。同食，可起到更好的补血及美容养颜功效。

荔枝＋白酒

将荔枝去皮后，浸入白酒中，加水煮沸食用可治疗胃痛。

食用功效

荔枝所含丰富的糖分具有补充热量、增加营养的作用；荔枝肉含丰富的维生素C和蛋白质，有助于增强人体免疫功能，提高抗病能力；荔枝有消肿解毒、止血止痛的作用；荔枝含有丰富的维生素A，可促进微细血管的血液循环，防止雀斑的发生，令皮肤更加光滑。

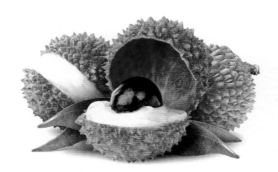

食用宜忌

宜食：适宜体质虚弱、病后津液不足、贫血者食用；适宜脾虚腹泻或老年人五更泻、胃寒疼痛者食用；也适宜口臭者食用。

忌食：荔枝性热，出血病患者、妇女妊娠以及小儿均应忌食。凡属阴虚火旺体质者忌食；糖尿病患者忌食。荔枝不可多食，多食发热；老年人多食荔枝可加重便秘。长青春痘、生疮、伤风感冒或有急性炎症时，也不适宜吃荔枝，否则会加重病症。

养生食谱

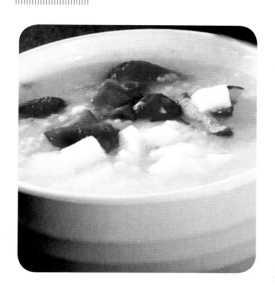

◆ 荔枝爆丝瓜

主　料：荔枝 100 克，丝瓜 300 克。

调　料：精盐、植物油、鸡精各适量。

做　法：

1.将荔枝去壳、核，丝瓜切片。

2.坐锅点火，倒入清水，待水开后倒入荔枝焯一下捞出。

3.坐锅点火放入植物油、荔枝翻炒，加入丝瓜片、精盐、鸡精炒熟即可。

◆ 荔枝红枣羹

主　料：新鲜荔枝 100 克，红枣 3 个。

调　料：白糖少许。

做　法：

1.将荔枝去壳、核后切成小块。

2.另将红枣洗净，先放入锅内，加清水烧开后，放入荔枝、白糖。

3.待糖溶化烧沸，装入汤碗即可。

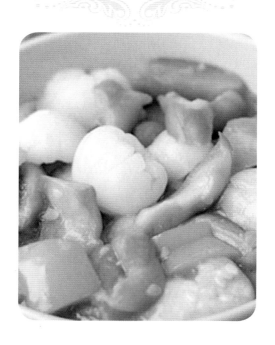

雪梨

养阴清热护血管

别　　　名	梨、香水梨、青梨。
性味归经	性凉,味甘、微酸;归肺、胃经。
建议食用量	每天1～2个(200～300克)。

营养成分

蛋白质、脂肪、维生素 B_1、维生素 B_2、维生素 C、钙、磷、铁、胡萝卜素、葡萄糖、果糖、蔗糖、有机酸、酸鞣等。

缓解头痛原理

雪梨具有平肝降压、养阴清热等作用,能保护心脑血管,可用于高血压引起的头痛、头晕、目眩等病症。另外,雪梨还具有防癌、抗癌的作用,预防动脉硬化,既能防治脑肿瘤引起的头部疼痛,又能预防脑梗死及其引起的头痛。

黄金搭配

雪梨 + 冰糖

冰糖炖雪梨养阴生津,润肺止咳,对肺燥、肺虚、风寒劳累所致的咳喘有很好的辅助治疗作用。

食用功效

梨中含有丰富的维生素和矿物质。梨鲜嫩多汁,86% 都是水分,能促进食欲、祛痰止咳,对咽喉有养护作用。

梨中的果胶含量很高,有助于消化、通利大便。

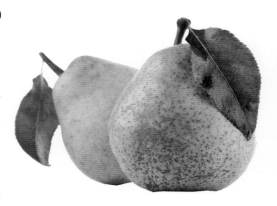

食用宜忌

梨性寒凉,一次不要吃得过多。脾胃虚弱的人不宜吃生梨,可把梨切块煮水食用。

梨可清喉降火,播音、歌唱人员和教师经常食用煮好的熟梨,能增加口中的津液,起到保养嗓子的作用。

经典论述

1.《本草通玄》:"生者清六腑之热,熟者滋五脏之阴。"

2.《本草求原》:"梨汁煮粥,治小儿疳热及风热昏躁。"

3.《本草纲目》:"润肺凉心,消痰降火,解疮毒酒毒。"

养生食谱

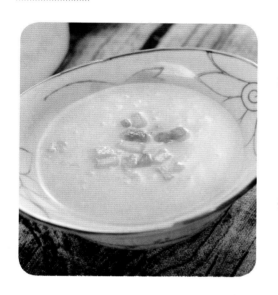

◆ 雪梨润肺汤

主 料： 雪梨2个，沙参15克，蜜枣4个，猪肉约200克。

做 法： 雪梨去心切片，猪肉洗净切小块，加入适量开水，与蜜枣、沙参同放入砂锅中，煲1～2小时，便可食用。

◆ 梨汁糯米粥

主 料： 雪梨2个，糯米100克。

调 料： 冰糖适量。

做 法：

1.将雪梨去核捣碎，然后去渣留汁。

2.把洗净的糯米和冰糖放进雪梨汁中同煮成粥即可。

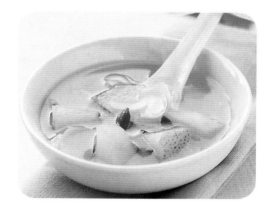

苹果

提神醒脑缓疲劳

别　　　　名	滔婆、奈、奈子、平波。
性 味 归 经	性平，味甘、酸；归脾、肺经。
建议食用量	每天1~2个（200~300克）。

营养成分

糖类、蛋白质、脂肪、粗纤维、钾、钙、磷、铁、锌、胶质、有机酸、胡萝卜素、维生素 B_1、维生素 B_2、维生素 C、烟酸、山梨醇、香橙素、黄酮类化合物等。

缓解头痛原理

苹果的香味具有提神醒脑的作用，可用于缓解过度疲劳，压力过大导致的头痛、偏头痛、头晕、眼花、记忆力减退等病症，调畅情志，缓解抑郁状态，缓解身心疲劳。苹果还具有降压的作用，可用于缓解高血压及其引起的头痛、头晕等病症。

选购存储

苹果以个大适中、果皮光洁、颜色艳丽、软硬适中、果皮无虫眼和损伤、肉质细密、酸甜适度、气味芳香者为佳。

苹果应在低温增湿环境下保存，可包在塑料袋里放在冰箱中冷藏保存。切开或削皮的苹果可以在冷开水或柠檬汁中短时间存放，以防止氧化变褐。

食用功效

在空气污染的环境中，多吃苹果可改善呼吸系统和肺功能，保护肺部免受污染和烟尘的影响；苹果中含的多酚及黄酮类天然化学抗氧化物质，可以减少患癌的危险；苹果中富含粗纤维，可促进肠胃蠕动，协助人体顺利排出废物，减少有害物质对皮肤的危害；苹果中含有大量的镁、硫、铁、铜、碘、锰、锌等矿物质，可使皮肤细腻、润滑、红润有光泽。

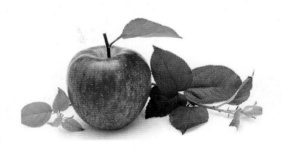

食用宜忌

苹果的营养很丰富。吃苹果时最好细嚼慢咽，这样有利于消化和吸收。食欲不好者不要饭前或饭后马上吃水果，以免影响正常的进食及消化。

黄金搭配

苹果 + 鱼肉

苹果中富含果胶，有止泻的作用，与清淡的鱼肉搭配，营养丰富，美味可口。

养生食谱

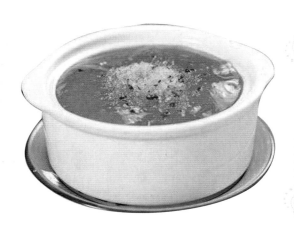

◆ **苹果香蕉沙拉**

主　料： 苹果2个，香蕉1根，火龙果适量。

调　料： 沙拉酱适量。

做　法：

1.苹果、火龙果洗净去皮切成小块，香蕉去皮切小块，同放入盆中。

2、加入适量沙拉酱拌匀装盘即可。

功　效： 补脑宁神，益胃养血。

◆ **苹果藕粉**

主　料： 藕粉200克，苹果300克。

做　法：

1.把藕粉和水调匀，苹果切成细末。

2.把藕粉入锅，用小火熬煮，熬到透明时加入苹果末，稍煮即可。

功　效： 健脾开胃，益气补血。

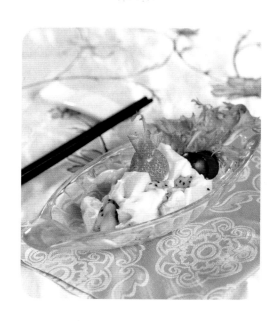

香蕉

清热润肠解焦虑

别　　　　名	蕉子、蕉果、甘蕉。
性 味 归 经	性寒，味甘；归肺、大肠经。
建议食用量	每天1～2个。

营养成分

碳水化合物、蛋白质、粗纤维，及磷、钙、镁、锰、锌、铜、铁等。

缓解头痛原理

香蕉中含血管紧张素转化酶抑制物质，可以抑制血压的升高，用于阳明腑热，上下皆热导致的头痛、头晕等病症。又能抑制真菌、细菌，具有消炎解毒、防癌抗癌的作用，可保护血脑屏障，用于防治细菌性脑膜炎或肿瘤引起的头痛。

经典论述

1.《本草求原》："止渴润肺解酒，清脾滑肠，脾火盛者食之，反能止泻止痢。"

2.《本草纲目拾遗》："收麻风毒。两广等地湿热，人多染麻风，所属住处，人不敢处，必种香蕉木本结实于院中，一年后，其毒尽入树中乃敢居。"

3.《日用本草》："生食破血，合金疮，解酒毒；干者解肌热烦渴。"

食用功效

香蕉含有大量糖类物质及其他营养成分，可充饥、补充营养及热量；香蕉性寒能清肠热，味甘能润肠通便，可治疗热病烦渴等症；香蕉能缓和胃酸的刺激，保护胃黏膜；香蕉属于高钾食品，钾离子可强化肌力及肌耐力，因此特别受运动员的喜爱，同时钾对人体的钠具有抑制作用，多吃香蕉，可降低血压，预防高血压和心血管疾病；香蕉果肉甲醇提取物对细菌、真菌有抑制作用，可消炎解毒。

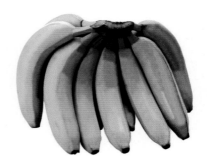

食用宜忌

香蕉中有较多的镁元素，镁是影响心脏功能的敏感元素，对心血管产生抑制作用。空腹吃香蕉会使人体中的镁骤然升高从而对心血管产生抑制作用，不利于身体健康。

黄金搭配

香蕉＋百合＋银耳

香蕉与百合、银耳搭配，可做肺部调养食谱。

养生食谱

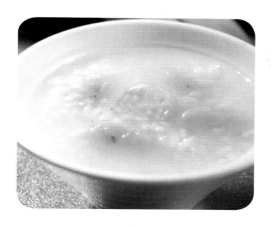

◆ 香蕉百合银耳汤

主　料：干银耳15克，鲜百合120克，香蕉2根。

辅　料：枸杞子5克，冰糖100克，水适量。

做　法：

1.将干银耳泡水2小时，拣去老蒂及杂质后撕成小朵，加水4杯入蒸笼蒸30分钟取出备用。

2.新鲜百合剥开洗净去老蒂。

3.香蕉洗净去皮，切为0.3厘米的小片。

4.将所有材料放入炖盅中，加冰糖入蒸笼蒸30分钟即可。

◆ 香蕉粳米粥

主　料：新鲜香蕉250克，粳米100克。

调　料：冰糖适量。

做　法：

1.先将香蕉去皮，切成丁状。

2.粳米淘洗干净，以清水浸泡2小时后捞出沥干。

3.将锅放火上，倒入1000毫升清水，加入粳米，用旺火煮沸，再加入香蕉丁、冰糖，改用小火熬30分钟即成。

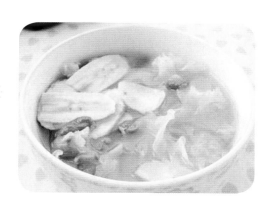

桂圆

调节气血安心神

别　　　名　益智、龙眼、比目、荔枝奴、亚荔枝、木弹、骊珠、燕卵、鲛泪、圆眼。

性 味 归 经　味甘，性温；归心、脾经。

建议食用量　每天5颗左右。

营养成分

葡萄糖、酒石酸、蛋白质、脂肪、维生素C、维生素K、维生素P、灰分、铁、钙、磷、钾、氨基酸、皂素、鞣质、胆碱等。

缓解头痛原理

桂圆即龙眼，具有补益心脾、养血安神等作用，善于调节气血不足引起的头痛、偏头痛、头晕、健忘、失眠等病症。

黄金搭配

桂圆 + 鸡蛋 + 白糖

桂圆若与鸡蛋、白糖搭配食用，能给人体提供丰富的营养成分，这三种食材所搭配出来对一些因为气血不足而引起的偏头疼的状况有所改善。

桂圆 + 百合 + 红糖

桂圆对于心血不足型失眠，有很大的食疗作用，桂圆、百合、红糖搭配到一起，可以很好地改善失眠。

食用功效

桂圆含有多种营养物质，有补血安神、健脑益智、补养心脾的功效；研究发现，桂圆对子宫癌细胞的抑制率超过90%，妇女更年期是妇科肿瘤好发的阶段，适当吃些桂圆有利健康；桂圆有补益作用，对病后需要调养及体质虚弱的人有辅助疗效。

桂圆还可治疗贫血和因缺乏烟酸造成的皮炎、腹泻、痴呆甚至精神失常等疾病。对其保健功效，李时珍说"食品以荔枝为美，滋益则龙眼为良"。在食籍中也多有记载。今为民间常用滋补食品之一。

食用宜忌

宜食：适宜神经性或贫血性或思虑过度所引起的心跳心慌、头晕失眠者食用；适宜大脑神经衰弱、健忘和记忆力低下者食用；适宜年老气血不足、产后妇女体虚乏力、营养不良引起的贫血患者食用；对病后需要调养及体质虚弱的人有辅助疗效。

忌食：桂圆属湿热食物，多食易滞气，有上火发炎症状的时候不宜食用。内有痰火或阴虚火旺，以及湿滞停饮者忌食；凡舌苔厚腻、气壅胀满、肠滑便泻、风寒感冒、消化不良之时忌食。

养生食谱

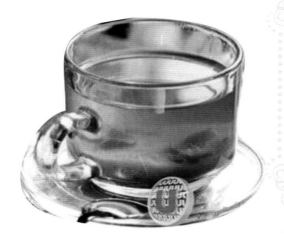

◆ 小米桂圆粥

主　料：小米 200 克，桂圆 20 克，红糖 10 克。

做　法：小米和桂圆洗净，将锅置火上，放入适量清水、小米，先用大火煮沸，加入桂圆肉，改用小火煮至粥熟，调入适量红糖即可食用。

功　效：养血安神，补虚长智。

◆ 桂圆酒茶

主　料：桂圆肉 200 克。

辅　料：红糖、香油和米酒适量。

做　法：将桂圆放入锅中，加入两杯清水一起煮沸，再加入红糖、香油和米酒，煮至沸腾即可饮用。

功　效：暖身补血，利于睡眠。

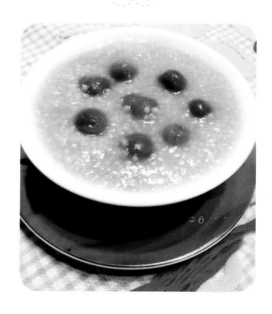

花生

益智健脑治头痛

别　　　名	落花生、番豆、落地松、地果、长寿果。
性味归经	性平，味甘；归脾、肺经。
建议食用量	每餐 80 ～ 100 克。

营养成分

蛋白质、脂肪、糖类、氨基酸、不饱和脂肪酸、卵磷脂、胆碱、胡萝卜素、粗纤维、维生素 A、维生素 B_6、维生素 E、维生素 K，硫胺素、核黄素、烟酸、钙、磷、铁等。

缓解头痛原理

花生具有益智健脑，养血止血等作用，能够增强血管弹性，可用于血虚、血瘀型头痛，还可用于缓解脑梗死、脑出血、缺血性脑血管病引起的头痛。另外，花生具有强化表皮组织及防止细菌入侵的功效，可用于防治细菌性脑膜炎，对其疼痛有缓解作用。

经典论述

1.《药性考》："生研用下痰；炒熟用开胃醒脾，滑肠，干咳者宜餐，滋燥润火。"

2.《本草纲目拾遗》："多食治反胃。"

食用功效

花生中的维生素 K 有止血作用，对多种出血性疾病都有良好的止血功效；花生纤维组织中的可溶性纤维被人体消化吸收时，会像海绵一样吸收液体和其他物质，然后随粪便排出体外，从而降低有害物质在体内的积存和所产生的毒性作用，减少肠癌发生的机会。花生所含的油脂成分花生四烯酸能增强胰岛素的敏感性，有利于降低血糖，而且花生含糖量少，适合 II 型糖尿病患者食用，也能有效预防糖尿病并发症的发病率。

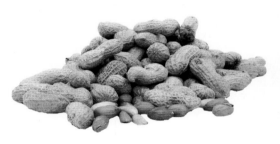

饮食宜忌

宜食：花生一般人群均可食用。尤其适宜高血压、高血脂、冠心病、动脉硬化、营养不良、食欲缺乏、咳嗽患者食用，儿童、青少年、老年人、妇女产后乳汁缺少者宜多食。

忌食：花生含油脂多，消化时会消耗较多的胆汁，因此胆病患者不宜食用。

养生食谱

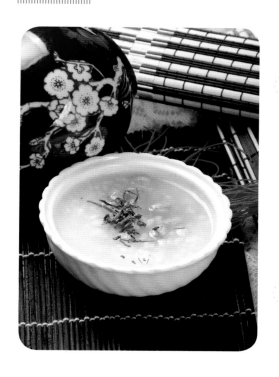

◆ 菠菜果仁

主　料：菠菜 200 克，花生米 200 克。

辅　料：红椒 20 克。

调　料：盐 2 克，味精 2 克，陈醋 3 克，香油 1 克。

做　法：

1. 将菠菜清洗干净焯水改刀切段放入容器中。

2. 花生米炸熟放凉放入容器中。

3. 加盐、味精、陈醋、香油拌匀即可。

功　效：健脾开胃，清热解毒。

◆ 小蓟花生仁粥

主　料：花生米 100 克，粳米 150 克。

辅　料：小蓟 12 克。

做　法：花生仁飞水加小蓟、粳米一同水煮至熟软黏稠即可。

功　效：健脾利湿。

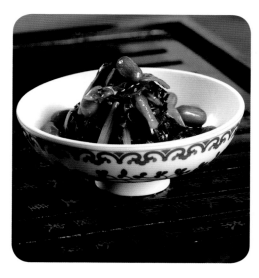

芝麻

补肝肾益精血

别　　　名 胡麻、脂麻、乌麻、黑油麻、乌芝麻、黑脂麻、巨胜子。

性 味 归 经 性平，味甘；归肝、肾、大肠经。

建议食用量 每天 10 ~ 20 克。

营养成分

蛋白质、脂肪、钙、磷、铁、芝麻素、花生酸、芝麻酚、油酸、棕榈酸、硬脂酸、甾醇、卵磷脂、维生素 A、维生素 B、维生素 D、维生素 E 等。

缓解头痛原理

芝麻对于肝肾有一定的滋补作用，可用于治疗肝肾亏虚引致的头痛、眩晕、耳鸣、耳聋等病症，芝麻还可软化血管，改善脑部微循环，缓解头痛。

适宜人群

适宜肝肾不足所致的眩晕、眼花、视物不清、腰酸腿软、耳鸣耳聋、发枯发落、头发早白之人食用；适宜妇女产后乳汁缺乏者食用；适宜身体虚弱、贫血、高脂血症、高血压病、老年哮喘、肺结核，以及荨麻疹，习惯性便秘者食用；适宜糖尿病、血小板减少性紫癜、慢性神经炎、末梢神经麻痹、痔疮以及出血性素质者食用。

食用功效

黑芝麻中含有防止人体发胖的物质卵磷脂、胆碱、肌糖，因此芝麻吃多了也不会发胖。在节食减肥的同时，若配合黑芝麻的食用，粗糙的皮肤可获得改善。

黑芝麻药食两用，具有"补肝肾，滋五脏，益精血，润肠燥"等功效，被视为滋补圣品。黑芝麻具有保健功效，一方面是因为含有优质蛋白质和丰富的矿物质，另一方面是因为含有丰富的不饱和脂肪酸、维生素 E 和珍贵的芝麻素及黑色素。

芝麻是植物油中的佼佼者，芝麻所含的脂肪酸 85% ~ 90% 为不饱和脂肪酸，易被人体吸收；芝麻中维生素 E 含量丰富，而维生素 E 可增强细胞的抗氧化作用，保护人体，延缓衰老。

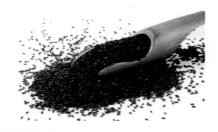

食用宜忌

芝麻仁外面有一层稍硬的膜，把它碾碎才能使人体吸收其中的营养，所以整粒的芝麻应加工后再吃。炒制芝麻时注意控制火候，切忌炒煳。

患有慢性肠炎、便溏腹泻者忌食；根据前人经验，男子阳痿、遗精者忌食。

养生食谱

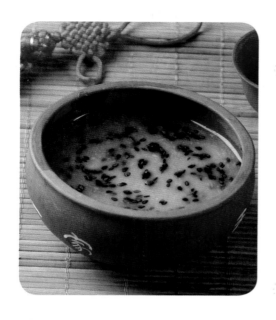

◆ 芝麻蜂蜜豆浆

主　料：豆浆70克，黑芝麻、杏仁各20克。

调　料：蜂蜜适量。

做　法：

1.将黑芝麻、杏仁用清水洗净，备用。

2.将杏仁与黑芝麻装入豆浆机内，杯体内按规定加入清水。

3.启动豆浆机，十几分钟后豆浆煮熟。

4.根据个人喜好加入适量蜂蜜即可饮用。

◆ 芝麻淮粉羹

主　料：黑芝麻30克，淮山50克，白糖20克，清水适量。

做　法：

1.将黑芝麻、淮山研制成粉待用；

2.锅中水烧沸下入黑芝麻、淮山粉搅匀，熬至黏稠加白糖即可。

功　效：乌发益肾，润肠通便。

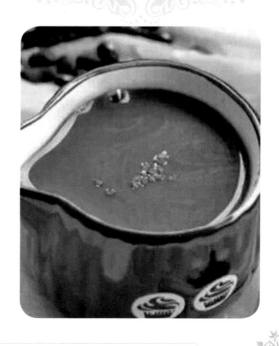

核桃

补肾生精养大脑

别　　　名　核桃仁、山核桃、胡桃、羌桃、黑桃。

性 味 归 经　性温，味甘；归肾、肺、大肠经。

建议食用量　每次1个（150～200克）。

营养成分

蛋白质、脂肪、碳水化合物、纤维、烟酸、泛酸、铜、镁、钾、维生素 B_6、叶酸、维生素 B_1、磷、铁、维生素 B_2、维生素 E 等。

缓解头痛原理

核桃能滋阴补肾、生精填髓、充养髓海，核桃含有较多的蛋白质及人体营养必需的不饱和脂肪酸，这些成分皆为大脑组织细胞代谢的重要物质，能滋养脑细胞，增强脑功能。现在研究表明，核桃还具有防癌、抗癌、镇痛作用，可用于缓解肿瘤引起的头痛不适。

黄金搭配

核桃仁＋黑芝麻

健脑补肾，乌发生发。适用于头昏耳鸣、健忘、脱发、头发早白等症。久服有预防早衰作用。

食用功效

核桃仁含有较多的蛋白质及人体必需的不饱和脂肪酸，这些成分皆为大脑组织细胞代谢的重要物质，能滋养脑细胞，增强脑功能；核桃仁有防止动脉硬化、降低胆固醇的作用；核桃仁含有大量维生素 E，经常食用有润肌肤、乌须发的作用，可以令皮肤滋润光滑，富于弹性；当感到疲劳时，嚼些核桃仁，有缓解疲劳和压力的作用。核桃仁中钾含量很高，适合高血压患者食用。

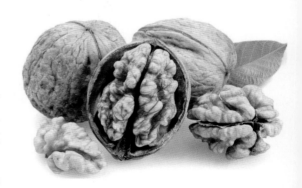

食用宜忌

宜食：核桃一般人群均可食用。尤其适宜肾虚、肺虚、神经衰弱、气血不足、癌症患者以及脑力劳动者与青少年食用。

忌食：腹泻、阴虚火旺、痰热咳嗽、便溏腹泻、内热盛及痰湿重者均不宜食用。

养生食谱

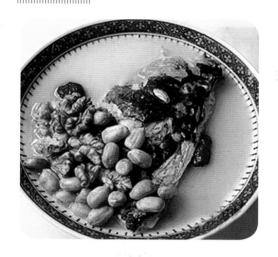

◆ **核桃鱼头汤**

主　料： 鱼头1个，豆腐250克。

辅　料： 花生50克，核桃仁30克。

调　料： 米酒、姜、葱、调味料各适量。

做　法：

1.将花生、核桃仁洗净；鱼头刮去鳞、除去脏物，洗净，豆腐切成块状。

2.将鱼头、花生、核桃仁、姜、葱、豆腐、米酒同放入炖锅中，用大火煮沸，再转小火煮30分钟，加入调味料即成。

◆ **凉拌核桃黑木耳**

主　料： 黑木耳150克，核桃碎50克。

辅　料： 红绿辣椒适量。

调　料： 姜、蒜、调味料各适量。

做　法：

1.黑木耳洗净撕小块，红绿辣椒切丝，姜蒜切末。

2.黑木耳、红绿辣椒丝焯水，备用。

3.核桃碎用小火炒香。

4.碗中放入黑木耳、红绿辣椒丝、核桃碎和姜、蒜末，加入调味料拌匀即可。

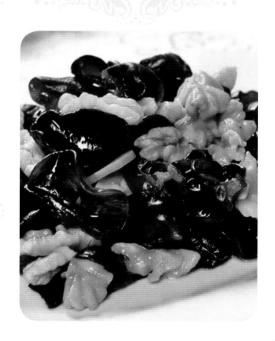

杏仁

降气止咳缓头痛

别　　　名	苦杏仁、杏核仁、杏子、杏梅仁、木落子、甜梅。
性 味 归 经	味苦，性温，有毒；归肺、脾、大肠经。
建议食用量	4.5～9克，生品入煎剂宜后下。

营养成分

蛋白质、膳食纤维、钙、钾、钙、苦杏仁苷、苦杏仁酶、脂肪油等。

缓解头痛原理

杏仁具有增强免疫力的作用，能降气止咳，对于感冒引起的头痛不适，鼻塞流涕具有缓解作用。另外，现代研究表明，杏仁还具有抗肿瘤的作用，可用于缓解癌症引起的头痛、头晕，对于放疗、化疗后体虚者尤宜。

经典论述

1.《现代实用中药》："有滋润性，内服具轻泻作用，并有滋补之效。外用常用于表皮剥脱时作敷料，呈保护作用。"

2.《四川中药志》："能润肺宽胃，祛痰止咳。治虚劳咳嗽气喘，心腹逆闷，尤以治干性、虚性之咳嗽最宜。"

食用功效

甜杏仁是一种健康食品，适量食用不仅可以有效控制人体内胆固醇的含量，还能显著降低心脏病和多种慢性病的发病危险。素食者食用甜杏仁可以及时补充蛋白质、微量元素和维生素，例如铁、锌及维生素E。甜杏仁中所含的脂肪是健康人士所必需的，是一种对心脏有益的高不饱和脂肪。甜杏仁中不仅蛋白质含量高，其中的大量纤维可以让人减少饥饿感，对保持体重有益，纤维还有益肠道组织并且可降低肠癌发病率、胆固醇含量和心脏病的危险。

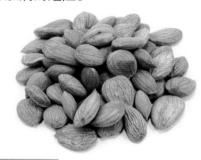

食用宜忌

杏仁好吃但不可食之过多，因为其中苦杏仁苷的代谢产物会导致组织细胞窒息，严重者会抑制中枢，导致呼吸麻痹，甚至死亡。

由鲜杏制成的杏脯、杏干，有害的物质已经挥发或溶解掉，其中富含黄酮类物质，有降血脂、预防冠心病的功效。

養生食譜

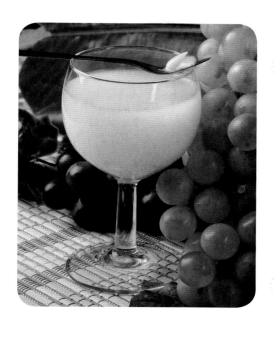

◆ 葱烧杏仁海参

主　料：水发海参 400 克。

辅　料：大葱白 100 克，炸杏仁 20 克。

调　料：鲜白糖、葱油各 5 克，盐、酱油、鸡粉各 3 克。

做　法：

1.葱白切蓑衣刀入净油炸制金黄滤出（炸葱的油留着备用）。

2.锅中留底油加入调料炒香，加入少许的鸡汤将海参放入锅中小火熛干，用淀粉收汁淋点葱油（炸葱白的油）即可。

功效：补肾益精，养血安神。

◆ 杏仁麦冬饮

主　料：甜杏仁 12 克，麦冬 15 克。

调　料：冰糖适量。

做　法：甜杏仁洗净泡透，打碎成浆；麦冬洗净后加水煎煮 15 分钟后，放入杏仁浆，加冰糖再煎 5 ~ 6 分钟即可。

功　效：止咳平喘，滋阴润肺。

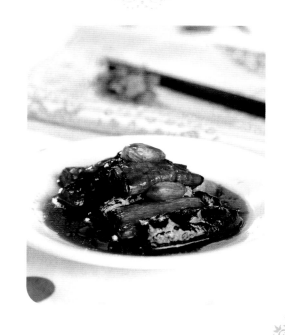

燕麦

益脾养心降血压

别　　　名	莜麦、油麦、玉麦。
性味归经	性平，味甘；归肝、脾、胃经。
建议食用量	每餐 20 ～ 40 克。

营养成分

粗蛋白质、水溶性膳食纤维、脂肪、B 族维生素、烟酸、叶酸、泛酸、维生素 E、磷、铁、钙等。

缓解头痛原理

燕麦可以改善血液循环，降低血压，适用于心脑血管疾病患者，既能补充营养，又能预防动脉硬化，防治心脑血管疾病，预防头痛。另外，燕麦尤其适用于精神状态常常处于紧张的现代上班族，可调畅情志，放松心情，缓解压力、头痛、偏头痛及睡眠不佳等亚健康状态。

黄金搭配

燕麦 + 牛奶

有利于蛋白质、膳食纤维、维生素、及多种微量元素的吸收。

燕麦 + 山药

益寿延年，是糖尿病、高血压、高血脂患者的食疗佳肴。

食用功效

燕麦含有高黏稠度的可溶性纤维，能延缓胃的排空，增加饱腹感，控制食欲，达到瘦身的效果。燕麦富含的维生素 E、铜、锌、硒、镁，能清除人体内多余的自由基，对皮肤有益。丰富的膳食纤维能润肠通便，有效地排出毒素，从而起到养颜的作用。

燕麦可降低人体三酰甘油和低密度脂蛋白，预防冠心病，防治糖尿病，有利于减少糖尿病心血管并发症的发生；燕麦可通便导泄，对于习惯性便秘患者有很好的帮助；此外，燕麦中含有的钙、磷、铁、锌、锰等矿物质也有预防骨质疏松、促进伤口愈合、防止贫血的功效。

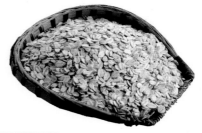

食用宜忌

燕麦一般人群均可食用，尤其适宜慢性病、脂肪肝、糖尿病、水肿、习惯性便秘、高血压、高血脂、动脉硬化患者食用，产妇、婴幼儿、老年人以及空勤、海勤人员也适合食用。需要注意的是肠道敏感的人不宜吃太多，以免引起胀气、胃痛或腹泻等情况。

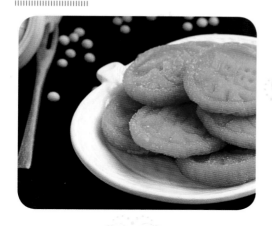

◆ 香酥燕麦南瓜饼

主　料： 南瓜、糯米粉各250克，燕麦粉100克。

配　料： 奶粉、豆沙馅各适量。

调　料： 白砂糖、油各适量。

做　法：

1.南瓜去皮切片，上笼蒸酥，加糯米粉、燕麦粉、奶粉、白砂糖搅拌均匀，将其揉成南瓜饼坯。

2.将豆沙搓成圆的馅心，取南瓜饼坯搓包上馅并且压制呈圆饼状。

3.锅中加油，待油温升至120℃时，把南瓜饼放入油炸，至南瓜饼膨胀即可。

◆ 燕麦绿豆薏米粥

主　料： 绿豆、粗燕麦片各30克，薏米80克。

辅　料： 葡萄干、腰果、纯杏仁粉、芝麻粒各适量。

调　料： 砂糖适量。

做　法：

1.将薏米、绿豆洗净，用1000毫升水泡2小时。

2.把葡萄干、腰果、纯杏仁粉、芝麻粒、薏米、绿豆、粗燕麦片一起放入锅内同煮，煮沸后转小火续煮至熟烂，放凉即可食用。可按个人口味放入适量砂糖。

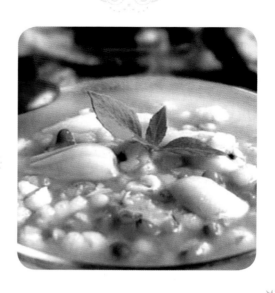

糙米

·——3· 补益气血缓头痛

别　　　　名　活米、发芽米。

性味归经　性温，味甘；归脾、胃经。

建议食用量　每餐30～50克。

营养成分

碳水化合物、烟碱素、纤维素、米精蛋白、氨基酸、维生素B、维生素E、钙、钾、镁、锌、铁、锰等。

缓解头痛原理

糙米具有健脾养胃、补中益气、镇静止痛等作用，可用于补益气血，缓解虚性头痛、头晕。糙米还可以用于缓解头部病症，如白内障、肝性脑病、脑肿瘤、脑癌等，对缓解经期引起的头痛也大有裨益。

黄金搭配

糙米 + 红薯

具有润肠防癌、改善便秘、排毒养颜的功效。

糙米 + 花生

具有降低胆固醇、清洁肠胃、利尿止泻的功效。

糙米 + 黑芝麻

具有润发明目、美容润肤的良好效果。

食用功效

糙米中微量元素含量较高，有利于预防心血管疾病和贫血症。其所含有的大量膳食纤维可加速肠道蠕动，膳食纤维还能与胆汁中的胆固醇结合，促进胆固醇的排出，从而有利于降糖降脂、解毒止痛。

糙米中的米糠和胚芽部分含有丰富的B族维生素和维生素E，能提高人体免疫功能，促进血液循环，帮助人们消除沮丧烦躁的情绪，使人充满活力。

糙米中的膳食纤维有利于促进肠道营养吸收和视力提高，常吃糙米对缓解便秘、防治痔疮等疾病都大有益处。

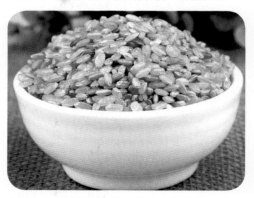

食用宜忌

一般人群皆可食用。尤其适合患有软骨症、便秘、皮肤粗糙、动脉硬化、腰膝酸软等症者食用。经常食用糙米对肥胖和胃肠功能障碍等症有很好的疗效，能有效地调节体内新陈代谢、内分泌等。

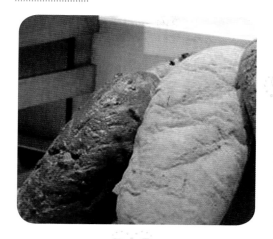

◆ 糙米面包

主　料：糙米粉 200 克，强力粉 300 克。

辅　料：酵母 5 克，食盐、砂糖、牛乳各适量。

做　法：

1.将酵母放入 100 毫升 40℃的温水中，使之发酵，将糙米粉和强力粉放入盆中，进行搅拌混合。

2.加食盐、砂糖、粉体冷冻牛乳，搅拌混合均匀加热后放入少许奶油。

3.将发酵水倒入面团中揉匀，充分发酵后撒上强力粉，倒入模具中烘烤 15 ~ 20 分钟即可。

◆ 海苔糙米饭

主　料：糙米 200 克，扁豆 60 克，海苔 20 克。

调　料：葱、姜、蒜、盐、鸡汤各适量。

做　法：

1.糙米洗净，提前浸泡 3 小时以上。然后将糙米放入电饭锅，加适量清水煮成糙米饭。

2.将蒸好的糙米饭用筷子搅松，扁豆洗净备用。

3.平底锅中加入少许油，放入葱、姜、蒜，倒入糙米饭翻炒，再加入少许盐和鸡汤、扁豆一起炒匀撒上海苔丝即可。

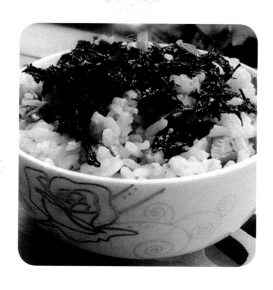

玉米

调中开胃可健脑

别　　　　名 棒子、苞米、苞谷、玉蜀黍。

性 味 归 经 性平，味甘；归脾、胃、肾经。

建议食用量 每餐80～100克。

营养成分

蛋白质、脂肪、淀粉、维生素 B_1、维生素 B_2、维生素 B_6、维生素 A、维生素 E、胡萝卜素、纤维素及磷、钙、铁等。

缓解头痛原理

玉米中含有可健脑的谷氨酸，能帮助和促进脑细胞呼吸，在生理活动过程中，能清除体内废物，有利于脑组织里胺的排出。另外，玉米能舒张血管，可用于防治动脉硬化，防治脑出血、脑梗死等病症，防治瘀血头痛。玉米还能利尿降压，对于高血压引致的头痛有一定的缓解作用。

黄金搭配

玉米＋鸡肉

玉米与鸡肉同食具有益肺宁心、健脾开胃、防癌、降胆固醇、健脑之功效，对营养不良、畏寒怕冷、头晕心悸、乏力疲劳、月经不调、产后乳少、贫血等症状有很好的食疗作用。

食用功效

玉米是一种减肥食物。因为玉米是一种粗纤维食物，同等的玉米和米饭相比所含的热量是相差无几的，但是玉米可以帮助肠道蠕动，进而促进消化和吸收，减少体内脂肪的堆积，对减肥有不错的辅助作用。因此，玉米是可以被各位想减肥的人士作为主食的。

玉米中还含有一种长寿因子——谷胱甘肽，它在硒的参与下，生成谷胱甘肽还原酶，具有清除自由基、延缓衰老的功效。玉米中还含有丰富的膳食纤维、胡萝卜素、B族维生素和矿物质。

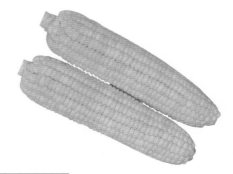

食用宜忌

宜食：尤适宜脾胃气虚、气血不足、营养不良、动脉硬化、高血压、高脂血症、冠心病、心血管疾病、肥胖症、脂肪肝、癌症患者、记忆力减退、习惯性便秘、慢性肾炎水肿以及中老年人食用。

忌食：脾胃虚弱者，食后易腹泻。

养生食谱

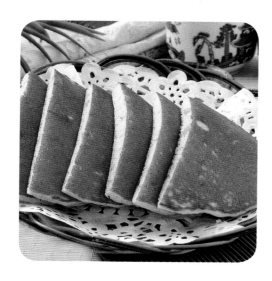

◆ 松仁玉米

主　料：玉米粒 200 克。

辅　料：松仁 50 克。

调　料：盐 2 克，香油 3 克，鸡粉 2 克。

做　法：

1. 玉米粒焯水。

2. 热锅后，放入松仁炒香后即可盛出，注意不要在锅内停留太久。

3. 锅中加油烧热，加入玉米粒，炒至入味，再加炒香的松仁和鸡粉、盐、香油即可。

功　效：益气健脾，润燥滑肠，降脂降糖。

◆ 玉米饼

主　料：玉米粉 500 克。

调　料：麦芽糖、食用油各适量。

做　法：

1. 将麦芽糖倒入水中混合，再倒入锅中烧开。

2. 糖水沸腾后，倒入玉米粉，搅拌均匀。

3. 将面团擀成厚片。

4. 凉油下锅，炸至面饼呈金黄色即可。

功　效：解饥抗癌。

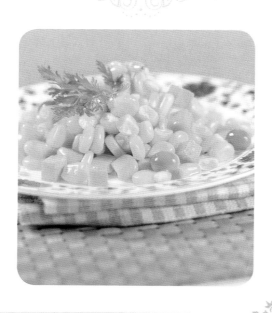

绿茶

醒脑提神
缓解偏头痛

别　　　名 苦茗。

性味归经 性微寒，味甘苦；归心经、
肺经、胃经。

建议食用量 每3～5克。

营养成分

茶多酚、儿茶素、叶绿素、咖啡因、
咖啡碱、脂多糖、茶氨酸等。

缓解头痛原理

绿茶能降脂解腻、软化血管、改
善人体微循环，缓解高血压、高血脂
等病症及其引起的头痛。绿茶本身还
具有提神醒脑的作用，可缓解疲劳、
改善头痛、头晕、神经衰弱等病症。

饮用功效

绿茶我国被誉为"国饮"。现代科
学大量研究证实，茶叶确实含有与人
体健康密切相关的生化成分，用于头
痛、目昏、多睡、思维不清、心烦口渴、
食积痰滞、痢疾、小便不利。并有降
血脂、抗衰老、防癌、坚固牙齿、美
丽容颜之功效。

食用功效

绿茶富含红茶所没有的维生素C，
维生素C是预防感冒、滋润皮肤所不
可缺乏的营养素。绿茶富含防止衰老
的谷氨酸、提高免疫力的天冬氨酸，
并具有利尿、消除压力的作用。绿茶
中还含具有提神作用的咖啡因、降血
压的黄酮类化合物等。

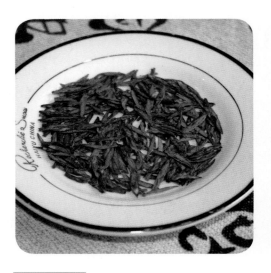

食用宜忌

宜：适宜高血压、高血脂、冠心
病、动脉硬化、糖尿病、油腻食品食
用过多者、醉酒者；长期吸烟饮酒过多，
发热口渴、头痛目昏、小便不利及进
食奶类食品过多者也宜食。

忌：胃寒的人不宜过多饮，过量
会引起肠胃不适。神经衰弱者和失眠
症者临睡前不宜饮茶，正在哺乳的妇
女也要少饮茶，茶对乳汁有收敛作用。

养生食谱

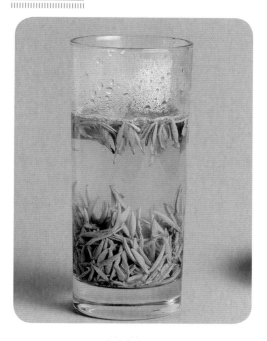

◆ 蜂蜜薄荷茶

主 料：鲜薄荷枝叶 8 克，蜂蜜 15 毫升，绿茶 1 包。

做 法：将薄荷枝叶和绿茶一同放入杯中，加沸水，闷泡 20 分钟，冷却后调入蜂蜜。

功 效：清利头目，疏肝行气，保肝抗疲劳，改善睡眠。

◆ 淡盐绿茶

主 料：绿茶 5 克，食盐 2 克。

做 法：在杯中放入绿茶、食盐及适量沸水，闷泡 5 分钟，晾凉即可。

功 效：利尿解乏，清火凉血，降脂助消化。

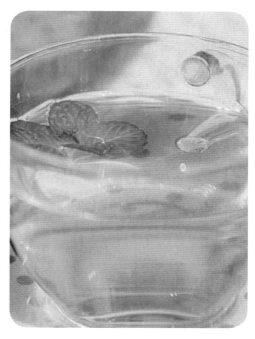

第三节 蛋禽海鲜,轻松赶走头痛

鸡蛋

补阴解热缓衰老

别　　　名 鸡卵、鸡子。

性 味 归 经 蛋清甘、凉;蛋黄甘、平;
归心、肾经。

建议食用量 每天1～2个。

营养成分

卵白蛋白、卵球蛋白、卵磷脂、固醇类、卵磷脂、钙、磷、铁、维生素A、维生素D及B族维生素等。

缓解头痛原理

鸡蛋具有健脑益智、保护肝脏、防治动脉硬化、防癌抗癌、延缓衰老等作用。可防治多种原因或疾病引起的头痛不适,如用于预防肝病、肿瘤及脑梗死、脑出血等心脑血管疾病引起的头痛不适。

黄金搭配

鸡蛋 + 百合

鸡蛋和百合搭配食用可以滋阴润燥、补血安神。

鸡蛋 + 羊肉

鸡蛋与羊肉搭配可滋补身体,促进新陈代谢。

食用功效

蛋黄中的卵磷脂、甘油三酯、胆固醇和卵黄素,对神经系统和身体发育有很大的作用;卵磷脂被人体消化后,可释放出胆碱,胆碱可改善各个年龄组的记忆力;鸡蛋中的蛋白质对肝脏组织损伤有修复作用,蛋黄中的卵磷脂可促进肝细胞的再生,还可提高人体血浆蛋白量,增强肌体的代谢功能和免疫功能;鸡蛋中含有较多的维生素B_2,维生素B_2可以分解和氧化人体内的致癌物质,鸡蛋中的微量元素,如硒、锌等也都具有防癌作用。

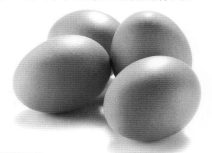

食用宜忌

鸡蛋与甲鱼、茶、豆浆、味精等相克。茶叶中的单宁可破坏鸡蛋的蛋白质,对胃有刺激作用。

脾胃虚弱者不宜多食,多食则令人闷满。

经典论述

《本草纲目》:"鸡蛋黄,补阴血,解热毒,治下痢。"

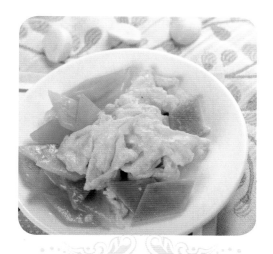

◆ 莴笋炒鸡蛋

主　料：莴笋 100 克，鸡蛋 4 个，火腿片适量。

调　料：盐、花生油适量。

做　法：

1.先把莴笋去皮洗净，切成菱形片。鸡蛋磕入碗中打散，搅拌均匀。

2.鸡蛋过油滑炒一下，盛出来备用。

3.锅中留底油，放入莴笋片、火腿片、盐翻炒 1 分钟，再加入滑好的鸡蛋翻搅匀，出锅装盘即可。

功　效：改善糖的代谢功能，防治缺铁性贫血。

◆ 鸡蛋羹

主　料：虾皮 10 克，鸡蛋 2 个。

调　料：盐、温水、香油，香葱各适量。

做　法：

1.把虾皮洗净，沥干备用；香葱切末；鸡蛋磕入碗中。

2.把鸡蛋打散，加入少量的盐、虾皮、香油、葱末，把温水加入到蛋液中，水和鸡蛋的比例约为 2：1。然后朝一个方向搅拌均匀。

3.锅置火上，加适量水烧沸，将蛋羹碗放入锅内，加盖,用大火蒸 5 分钟即可。

功　效：润肺利咽，清热解毒。

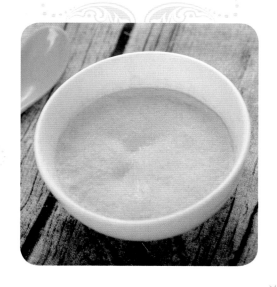

鸡肉

益气补虚缓头痛

性味归经 性平、温，味甘；归脾、
胃经。

建议食用量 每餐约 100 克。

营养成分

蛋白质、脂肪、硫胺素、核黄素、
烟酸、维生素 A，维生素 C、胆甾醇、钙、
磷、铁等。

缓解头痛原理

鸡肉具有温中益气、补精添髓等
作用，主要用于治疗虚劳瘦弱、中虚
食少等引起的头痛不适，尤适用于久
病体虚、气血亏虚或大手术后气血两
伤引起的食欲不振、头晕、头痛、失眠、
全身无力等病症。

食用宜忌

鸡肉内含有谷氨酸钠，可以说是
"自带味精"。烹调鲜鸡时只需放油、
精盐、葱、姜、酱油等，味道就很鲜美，
如果再放入花椒、大料等调料，反而
会把鸡的鲜味驱走或掩盖。鸡屁股处
淋巴最为集中，也是储存病菌、病毒
和致癌物的地方，因此不要吃鸡屁股。

食用功效

鸡肉蛋白质的含量比较高，所含氨
基酸种类多，而且消化率高，很容易被
人体吸收利用，有增强体力、强壮身体
的作用。鸡肉含有对人体生长发育有重
要作用的磷脂类，是中国人膳食结构中
脂肪和磷脂的重要来源之一。鸡肉对营
养不良、畏寒怕冷、乏力疲劳、月经不调、
贫血、虚弱等有很好的食疗作用。中医
认为，鸡肉有温中益气、补虚填精、健
脾胃、活血脉、强筋骨的功效。

鸡的品种很多，但作为美容食品，
以乌鸡为佳，乌鸡入肾经，具有温中益气、
补肾填精、养血乌发、滋润肌肤的作用。
凡虚劳羸瘦、面色无华、水肿消渴、产后
血虚乳少者，可将之作为食疗滋补之品。

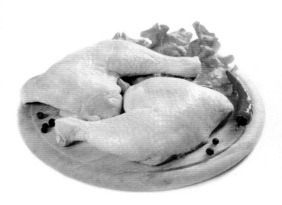

经典论述

1.《神农本草经》："丹雄鸡主女人
崩中漏下，赤白沃，补虚温中，止血，
杀毒。黑雌鸡主风寒湿痹，安胎。"

2.《日华子本草》："黄雌鸡，止劳
劣，添髓补精，助阳气，暖小肠，止
泄精，补水气。"

养生食谱
||||||||||||||||||||

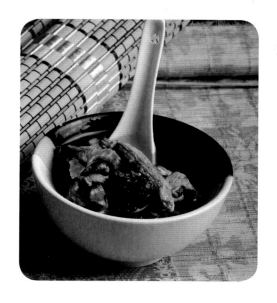

◆ 西洋参淮山炖乌鸡

主　料：西洋参 10 克，淮山药 20 克，乌鸡 1 只。

调　料：盐、葱、姜适量。

做　法：

1.西洋参切片，淮山药用水泡软，乌鸡剁成块飞水；

2.把制好的原料一起放到锅里，加入清汤和适量的盐、葱、姜，上笼炖至鸡肉软烂即可。

功效：补气养阴，清虚火，活血化瘀，养血补脾。

◆ 松子鸡丁

主　料：鸡肉 250 克。

辅　料：松子仁 20 克，核桃 20 克，鸡蛋 1 个。

调　料：植物油、淀粉、葱、姜、盐、调味料各适量。

做　法：

1.鸡肉洗净，切丁；用鸡蛋清、淀粉抓匀，用油滑炒，沥油；核桃仁、松子仁分别炒熟；葱末、姜末、盐、调味料兑成调味汁备用。

2.锅置火上，放调料汁烧沸；倒入鸡丁、核桃仁、松子仁翻炒均匀即可。

功　效：增液息风，润肺滑肠。促进大脑及各器官发育，对孕妇眩晕、便秘等症有食疗作用。

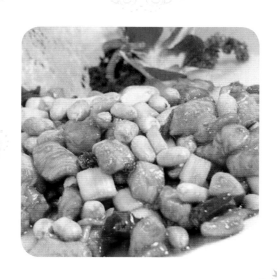

鸭肉

❖ 滋阴清热止头痛

别　　　　名　家鸭肉、家凫肉。

性 味 归 经　性凉，味甘、咸；归脾、
　　　　　　胃、肺、肾经。

建议食用量　每餐约 80 克。

营养成分

蛋白质、脂肪、泛酸、碳水化合物、胆固醇、维生素 A、硫胺素、核黄素、烟酸、维生素 E、钙、磷、钾、钠、镁、铁、锌、硒、铜、锰等。

缓解头痛原理

鸭肉具有养胃滋阴、清虚热、利水消肿等作用，主要用于缓解真阴不足、阴不潜阳、水不涵木、肝阳上亢的头痛不适，高血压等病症。因其能滋阴养胃，又能治疗胃火炽盛、灼伤阴液、虚火循胃经上炎的压痛，阳明头痛。

黄金搭配

鸭肉 + 山药

鸭肉宜与山药同食，可降低胆固醇、滋补身体。

鸭肉 + 酸菜

鸭肉和酸菜同食可以清肺养胃、滋阴补肾、消肿利水。

食用功效

鸭肉蛋白质的氨基酸组成与人体相似，利用率较高；鸭肉富含不饱和脂肪酸，易于消化，是高血压、高血脂患者的很好选择。鸭肉也是肉类中含维生素 A 和 B 族维生素较多的品种，其中内脏比肌肉含量更高，尤以肝脏最高。鸭肉还含有较多的铁、铜、锌等矿物质，其中鸭肝含铁最多。

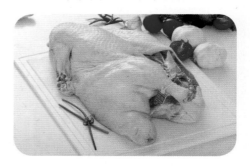

食用宜忌

宜：适用于体内有热、上火的人食用；发低热、体质虚弱、食欲不振、大便干燥和水肿的人，食之更佳。同时适宜营养不良，产后病后体虚、盗汗、遗精、妇女月经少、咽干口渴者食用；还适宜癌症患者及放疗化疗后，糖尿病，肝硬化腹水，肺结核，慢性肾炎浮肿者食用。

忌：对于素体虚寒，受凉引起的不思饮食，胃部冷痛，腹泻清稀，腰痛及寒性痛经以及肥胖、动脉硬化、慢性肠炎应少食；感冒患者不宜食用。

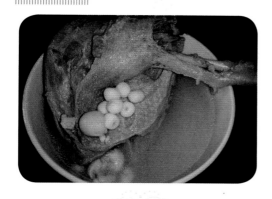

◆ 补肾固精鸭汤

主　料：鸭肉 600 克。

辅　料：排骨、牡蛎、蒺藜子各 10 克，芡实 50 克，莲须、鲜莲子各 100 克。

调　料：盐适量。

做　法：

1.将蒺藜子、莲须、排骨、牡蛎放入一个棉布袋中，扎紧。

2.鸭肉洗净，放入沸水中氽烫，去除血水。

3.将莲子、芡实冲净，沥干。将备好的所有材料放入煮锅中，加适量水至盖过所有的材料，大火煮沸，再转小火续炖 40 分钟左右。

功　效：补肾益气，壮阳固精。

◆ 赤豆鸭肉粥

主　料：赤小豆 25 克，鸭肉 100 克，大米 150 克。

做　法：

1.赤小豆洗净泡透，鸭肉切成丁备用。

2.大米、赤小豆放入锅内加清水烧沸，再加入鸭肉、葱、姜、盐同煮至粥黏稠熟软即可。

功　效：利水消肿，益胃滋阴。

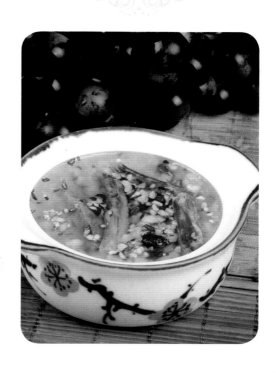

牛肉

补益气血缓头痛

性味归经 味甘，性平；归脾、胃经。

建议食用量 每餐食用量80克。

营养成分

蛋白质、脂肪、碳水化合物、膳食纤维、灰分、维生素A、胡萝卜素、视黄醇、硫胺素、核黄素、烟酸、维生素C、维生素、钙、磷、钾、钠、镁、铁等。

缓解头痛原理

牛肉能健脾胃，其含有丰富的铁，具有补气血的作用，能增强机体的免疫力，对生长发育及手术后，病后调养的人在补气血，修复组织等方面特别适宜，对于虚性头痛有一定的食疗作用。

经典论述

1.《名医别录》："主消渴，止泄，安中益气，养脾胃。"

2.《千金·食治》："止唾涎出。"

3.《本草拾遗》："消水肿，除湿气，补虚，令人强筋骨、壮健。"

4.《滇南本草》："水牛肉，能安胎补血。"

5.《韩氏医通》："黄牛肉，补气，与绵黄芪同功。"

食用功效

牛肉富含蛋白质，其氨基酸组成比猪肉更接近人体需要，能提高人体抗病能力，对青少年生长发育有利，并能为术后、病后调养的人补充失血、修复组织；寒冬食牛肉可暖胃，是该季节的补益佳品；牛肉有补中益气、滋养脾胃、强健筋骨、化痰息风、止渴止涎之功效，适宜于中气下陷、气短体虚、筋骨酸软、贫血久病及面黄目眩之人食用。中医认为水牛肉能安胎补神，黄牛肉能安中益气、健脾养胃、强筋壮骨。

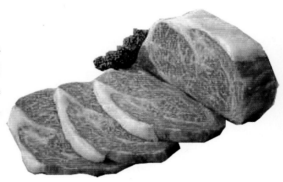

食用宜忌

宜食：对生长发育及手术后、病后调养的人在补充失血和修复组织等方面特别适宜。

忌食：感染性疾病、肝病、肾病的人慎食；患疮疥湿疹、痘痧、瘙痒者慎用；内热盛者忌食用。

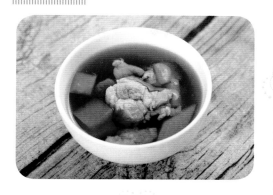

◆ 胡萝卜牛肉汤

主 料：牛腩 300 克，山楂 2 个，胡萝卜 100 克。

调 料：植物油、姜片、葱段、料酒、盐、清汤各少许。

做 法：

1. 牛腩洗净切块，焯水；胡萝卜洗净切块，过油；山楂洗净。

2. 砂锅放清汤、牛腩块、山楂、姜片、葱段、料酒焖煮 2 小时，放胡萝卜块再焖煮 1 小时，加盐调味即可。

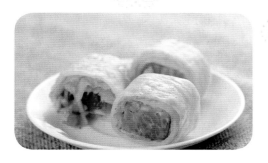

◆ 烤牛肉卷饼

主 料：牛里脊肉 200 克，彩椒 3 个（青、红、黄椒），面粉 150 克，玉米面 75 克。

调 料：黑胡椒碎、盐、橄榄油、料酒、植物油、水淀粉、酱油各适量。

做 法：

1. 将面粉与玉米面混合，加水和成面团备用。将饧好的面团搓成长条，分成若干个面剂，将面剂按扁，将两个面剂叠起，中间涂橄榄油，擀成圆饼。

2. 平底锅刷上一层薄薄的植物油，放入圆饼小火慢慢煎至两面金黄；彩椒切成小丁，放入容器中，加盐、黑胡椒碎、橄榄油调味，搅拌均匀成沙拉备用；牛里脊肉切成条，撒上盐、黑胡椒碎、料酒、水淀粉、酱油腌渍片刻。

3. 锅置火上，倒入适量的油，将牛肉放入锅中煎熟。将煎好的牛肉放在玉米饼的中间，上面放上彩椒沙拉，再将玉米饼卷起来就可以了。

鲫鱼

健脑益智又补虚

别　　　名　河鲫、鲫瓜子、喜头鱼、海附鱼、童子鲫。

性味归经　味甘，性平；归脾、胃、大肠经。

建议食用量　每次约100克。

营养成分

蛋白质、脂肪、维生素A、维生素B_1、维生素B_2、维生素B_{12}、烟酸、磷、钙、铁、硫胺素、核黄素等。

缓解头痛原理

鲫鱼具有健脾理气、利水消肿之功，还含有丰富的蛋白质，能为大脑补充优质蛋白，增强抗病能力，对于心脑血管疾病，肝肾疾病有很好的防治作用。

黄金搭配

鲫鱼 + 红枣

鲫鱼与红枣搭配食用可祛头风，改善体质。

鲫鱼 + 豆腐

鲫鱼与豆腐搭配营养成分相互配合，取长补短。

鲫鱼 + 黑木耳

鲫鱼与黑木耳搭配，有润肤养颜和抗衰老的作用。

食用功效

鲫鱼所含的蛋白质、氨基酸种类齐全，易于消化吸收，常食可增强抗病能力，肝炎、肾炎、高血压、心脏病、慢性支气管炎等疾病患者可经常食用；鲫鱼有健脾利湿、和中开胃、活血通络、温中下气之功效，对脾胃虚弱、水肿、溃疡、气管炎、哮喘、糖尿病患者有很好的滋补食疗作用。鲫鱼肉嫩味鲜，可做粥、做汤、做菜、做小吃等，尤其适于做汤，鲫鱼汤不但味香汤鲜，而且具有较强的滋补作用，非常适合中老年人和病后虚弱者食用，产后妇女多食鲫鱼汤，可补虚通乳。

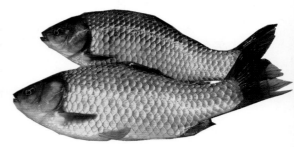

食用宜忌

宜：慢性肾炎水肿，肝硬化腹水，营养不良性浮肿者宜食；孕妇产后乳汁缺少者宜食；脾胃虚弱，饮食不香者宜食，小儿麻疹初期，或麻疹透发不快者宜食；痔疮出血，慢性久痢者宜食。

忌：鲫鱼补虚，诸无所忌。但感冒发热期间不宜多吃。

养生食谱

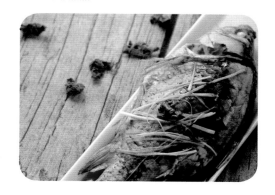

◆ 鲫鱼杏仁汤

主　料： 鲫鱼 250 克。

辅　料： 甜杏仁 9 克。

调　料： 红糖 30 克。

做　法：

将鲫鱼去鳞和内脏，洗净，加入甜杏仁、红糖，文火炖熟。

功　效： 健脾利水，润肺止咳。适用于慢性支气管炎属于脾肺虚弱而干咳无痰者。

◆ 木耳清蒸鲫鱼

主　料： 黑木耳 100 克，鲫鱼 300 克。

调　料： 料酒、盐、白糖、姜、葱、植物油各适量。

做　法：

1.将鲫鱼去鳃、内脏、鳞，冲洗干净；黑木耳泡发，去杂质，洗净，撕成小碎片；姜洗净，切成片；葱洗净，切成段。

2.将鲫鱼放入大碗中，加入姜片、葱段、料酒、白糖、植物油、盐腌渍半小时。

3.鲫鱼上放上碎木耳，上蒸锅蒸 20 分钟即可。

功　效： 温中补虚，健脾利水。

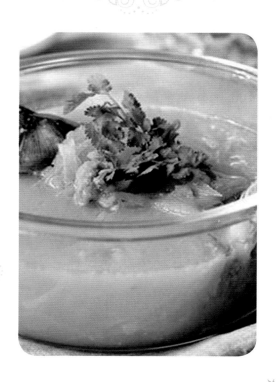

牡蛎

•———⟩ 平肝潜阳治头痛

别　　　名 生蚝、蛎蛤、古贲、左顾牡蛎、牡蛤。

性 味 归 经 味咸、涩，性微寒；归肝、心、肾经。

建议食用量 30 ～ 50 克。

营养成分

糖原、牛磺酸、谷胱甘肽、维生素 A、维生素 B_1、维生素 B_2、维生素 D、铜、锌、锰、钡、磷及钙等。

缓解头痛原理

牡蛎具有平肝潜阳、软坚散结、收敛固涩等作用，上能治疗肝阳上亢导致的头晕、头痛、偏头痛、眼花，下能治疗腹泻。现代研究表明，牡蛎还能调节整个大脑皮层的功能，生用镇静、软坚、解热的效力良好。

经典论述

1.《神农本草经》："主伤寒寒热，温疟洒洒，惊恚怒气，除拘缓鼠疫，女子带下赤白。久服强骨节。"

2.《名医别录》："除留热在关节荣卫，虚热去来不定，烦满；止汗，心痛气结，止渴，除老血，涩大小肠，止大小便，疗泄精，喉痹，咳嗽，心胁下痞热。"

食用功效

牡蛎含 18 种氨基酸、肝糖原、B族维生素、牛磺酸和钙、磷、铁、锌等营养成分，常吃可以提高机体免疫力；牡蛎所含牛磺酸有降血脂、降血压的功效；牡蛎中所含的多种维生素与矿物质特别是硒可以调节神经、稳定情绪；牡蛎中钙含量接近牛奶，铁含量为牛奶的 21 倍，食后有助于骨骼、牙齿生长；牡蛎富含核酸，能延缓皮肤老化，减少皱纹的形成。

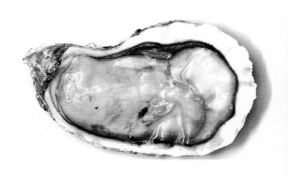

食用宜忌

宜：体质虚弱儿童，肺门淋巴结核、颈淋巴结核、瘰疬者宜食；阴虚烦热失眠、心神不安者宜食；癌症患者及放疗、化疗后宜食；糖尿病、干燥综合征、高血压病、动脉硬化、高脂血症患者宜食；妇女更年期综合征和怀孕期间宜食。

忌：急慢性皮肤病患者忌食；脾胃虚寒，慢性腹泻便溏者不宜多吃。

养生食谱

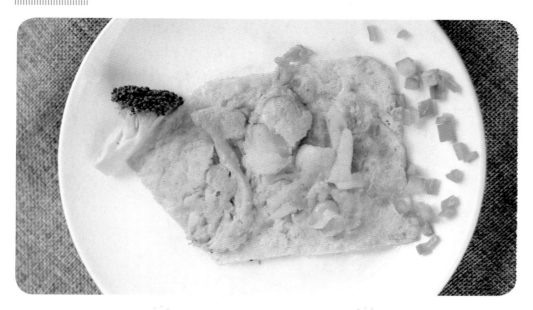

◆ 干煎牡蛎

主　料：牡蛎肉 400 克，鸡蛋 5 只。

调　料：料酒、精盐、味精、葱末、姜末、猪油和香油各适量。

做　法：

1.将牡蛎肉去杂洗净，投入开水锅内氽一下捞出，沥去水；鸡蛋打入碗内，搅匀，再放入牡蛎肉、葱末、姜末、精盐和味精拌匀。

2.锅置火上，放入猪油烧至四五成热，投入牡蛎肉煎至两面呈金黄色，熟透后烹入料酒，淋入香油，出锅装盘即成。

龟肉

大补阴虚疗头痛

别　　　名 金龟、元绪。

性 味 归 经 味咸、甘，性平；归肝、肾经。

建议食用量 50 ~ 100 克。

营养成分

蛋白质、动物胶、脂肪、糖类及钙、磷、铁和多种维生素等。

缓解头痛原理

龟肉具有滋阴潜阳、益肾强骨、养血补心等作用，可用于肝肾阴虚、阴不潜阳、肝阳上亢、虚阳外浮所致的发热、头痛、头晕、眼花、高血压等病症。

经典论述

《日用本草》："大补阴虚，做羹，截久疟不愈。"

食用功效

龟肉尤其是龟背的裙边部分，富含胶质蛋白，有很好的滋阴效果。因龟肉有含蛋白质高、含脂肪低的特点，所以非常适合老年人滋补之用。此外，龟肉可以治脑震荡后遗症头痛、头晕；龟血有养血活络的功效，主治血虚体弱、久咳咯血、久泻便血、劳热骨蒸、腰腿酸痛等症。

食用宜忌

龟肉不宜与酒、果、瓜、猪肉、苋菜、带鱼、平鱼、银鱼同食。

龟肉与人参相克，服用人参、沙参时食用龟肉能产生不良反应或影响疗效，故服人参、沙参时不宜食用龟肉。

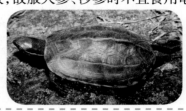

养生食谱

◆　马蹄气锅龟

主　料：乌龟 1 只，鸡汤 1500 克，马蹄 200 克。

调　料：姜片、料酒各 10 克，盐 5 克，胡椒粉、味精各少许。

做　法：

1. 将龟剁去头，从后腿和龟盖连接处片开，除杂刺进，剁成小块，放入沸水中，加入料酒，余水后捞出备用；马蹄洗净，去皮，切块。

2. 将龟块、马蹄、姜片放气锅中，加鸡汤、剩余调料上屉蒸熟即可。

功　效：养阴补血，益肾填精，清热化痰，生津润燥。

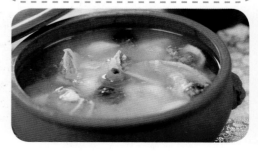

第三章

妙药良方——
祛除头痛之患

第一节 这些中药材治头痛有特效

升麻

散表升阳清头目

别　　　　名	莽牛卡架、龙眼根、窟窿牙根、周升麻、周麻、鸡骨升麻、鬼脸升麻。
性 味 归 经	味辛、微甘，性微寒；归肺、脾、胃、大肠经。
用 法 用 量	内服：煎汤，用于升阳，3～6克，宜蜜炙、酒炒；用于清热解毒，可用至15克，宜生用；或入丸、散。

营养成分

升麻碱、水杨酸、鞣质、树脂、咖啡酸、阿魏酸、异阿魏酸、升麻苷、升麻醇木糖苷等。

缓解头痛原理

《本草汇言》谓升麻"散表升阳之剂也。疗伤寒、解阳明在表(发热、头痛、眼眶痛、鼻干、不得眠)之邪，风热之邪，头风攻痛，并目疾肿赤、乳蛾吼胀，升麻并皆治之"。

适用人群

热病高热、腹泻、口舌生疮、牙龈炎、咽喉肿痛、脱肛、痔疮、子宫下垂、产后尿潴留患者适用。

功用疗效

发表透疹，清热解毒，升举阳气。用于风热头痛，齿痛，口疮，咽喉肿痛，麻疹不透，阳毒发斑；脱肛，子宫脱垂。

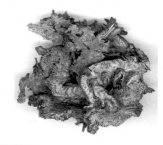

注意事项

大剂量服用升麻，可出现头痛、震颤、四肢强直性收缩、阴茎异常勃起等现象。虚喘气逆的人忌用。麻疹已透者忌用。

妙方良方

1. 伤寒，瘟疫，风热壮热，头痛，肢体痛，疮疹已发未发：干葛（锉细）、升麻、芍药、甘草（锉，炙）各等份。上同为粗末，每服12克，加水300毫升，煎至200毫升，量大小与之，温服无时。本方名为升麻葛根汤，出自《阎氏小儿方论》。

2. 小儿痘、痧疹不明，发热头痛，伤风咳嗽，乳蛾疰腮：升麻、桔梗、甘葛、薄荷各1.5克，前胡、栀子各2.4克，黄芩、炒牛蒡子、川芎各3克，甘草0.9克。引用灯心煎服。本方名为升麻汤，出自《滇南本草》。

养生食谱

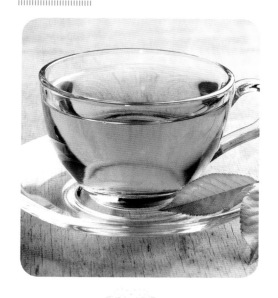

◆ 升麻炒鸡蛋

配　方：升麻4克，韭菜200克，鸡蛋2个。

做　法：升麻洗净，烘干，研粉，把升麻粉放入鸡蛋搅匀，韭菜洗净切成段，锅中放底油，把鸡蛋放入锅内炒熟下韭菜一起炒均即可食用。

功　效：补气升阳，养心安神。

◆ 升麻茶

配　方：升麻10克，绿茶5克，枸杞子3克，蜂蜜适量。

做　法：

1.将升麻、枸杞子洗净放入锅中用水煎煮，去渣取汁。

2.用药汁冲泡绿茶，药茶温热时加入蜂蜜，即可饮用。

3.每日1剂，不拘时，代茶饮。

功　效：发表升阳，解毒透疹。

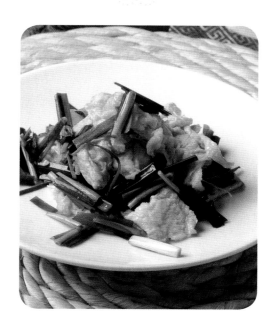

柴胡

疏肝解郁退热

别　　　名　地薰、茈胡、山菜、菇草、
　　　　　　柴草。

性 味 归 经　味辛、苦，性微寒；归肝、
　　　　　　胆、肺经。

用 法 用 量　3～10克，煎服。

营养成分

戊酸、已酸、庚酸、2-庚烯酸、辛酸、
2-辛烯酸、壬酸、2-壬酸、苯酚、邻-
甲氧基苯酚、γ-辛内酯、γ-癸内酯、
丁香油酚等。

缓解头痛原理

柴胡具有轻清升散又能疏泄的特
点，既能透表退热、疏肝解郁，又可
用于升举阳气。有较佳的退热作用，
可用于治疗邪在少阳、寒热往来的头
痛，疾病引致的头痛发热。另外，柴
胡有疏肝解郁的作用，可用于治疗肝
郁，可用于治疗肝郁气滞所致的头部
胀痛。

注意事项

肝阳上亢，肝风内动，阴虚火旺
及气机上逆者忌用或慎用。

功用疗效

疏散退热，疏肝解郁，升举阳气。
用于感冒发热，寒热往来，胸胁胀痛，
月经不调，子宫脱垂，脱肛。

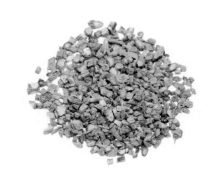

妙方良方

外感风寒，发热恶寒，头疼身痛；
疟疾初起：柴胡一至三钱，防风一钱，
陈皮一钱半，芍药二钱，甘草一钱，
生姜三、五片。水一盅半，煎七、八分，
热服。(《景岳全书》正柴胡饮)

经典论述

1.《滇南本草》："伤寒发汗用柴
胡，至四日后方可用：若用在先，阳
证引入阴经，当忌用。"

2.《本经逢原》："柴胡，小儿五疳
羸热，诸疟寒热，咸宜用之。痘疹见
点后有寒热，或胁下疼热，于透表药
内用之，不使热留少阳经中，则将来
无咬牙之患。"

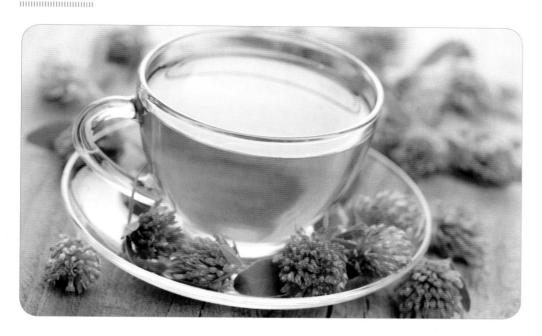

◆ 柴胡赤芍茶

配　方：柴胡5克，赤芍4克，枳壳3克，甘草、花茶各2克，蜂蜜适量。

做　法：

1.将柴胡、赤芍、枳壳、甘草、花茶用水冲泡10分钟后，加入蜂蜜，即可饮用。

2.每日1剂，不拘时，代茶饮。

功　效：祛瘀止痛，疏肝理气。

钩藤

清热平肝又息风

别　　　　名	钓藤，嫩双钩，钩丁。
性 味 归 经	甘苦，微寒；归肝、心经。
用 法 用 量	内服：煎汤6～30克。 不宜久煎；或入散剂。

营养成分

钩藤碱、异钩藤碱、柯诺辛因碱、异柯诺辛因碱、柯楠因碱、二氢柯楠因碱、硬毛帽柱木碱、硬毛帽柱木因碱。

缓解头痛原理

钩藤有镇静、降血压、抗脑缺血等作用，对于高血压引起的头痛有缓解作用。

妙方良方

1. 高血压，头晕目眩，神经性头痛：钩藤二至五钱，水煎服。(广州部队《常用中草药手册》)

2. 伤寒头痛壮热，鼻衄不止：钩藤、桑根白皮（锉）、马牙硝各一两，栀子仁、甘草（炙）各三分，大黄（锉，炒）、黄芩（去黑心）各一两半。上七味，粗捣筛。每服三钱匕，水一盏，竹叶三七片，煎至六分，去滓，下生地黄汁一合，搅匀，食后温服。(《圣济总录》钩藤汤)

功用疗效

清热平肝，息风定惊。用于头痛眩晕，感冒夹惊，惊痫抽搐，妊娠子痫，高血压。

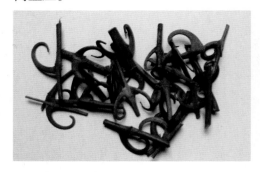

注意事项

无火者勿服。

经典论述

1.《本草纲目》："钩藤，手、足厥阴药也。足厥阴主风，手厥阴主火，惊痫眩晕，皆肝风相火之病，钩藤通心包于肝木，风静火息，则诸症自除。"

2.《本草新编》："钩藤，去风甚速，有风症者必宜用之。但风火之生，多因于肾水不足，以致木燥火炎，于补阴药中，少用钩藤，则风火易散，倘全不补阴，纯用钩藤以祛风散火，则风不能息，而火且愈炽矣。"

3.《本草汇言》："钩藤，祛风化痰，定惊痫，安客忤，攻痘瘖之药也。"

4.《名医别录》："主小儿寒热，惊痫。"

5.《药性论》："主小儿惊啼，瘈疭热壅。"

养生食谱
||||||||||||||||||||||||

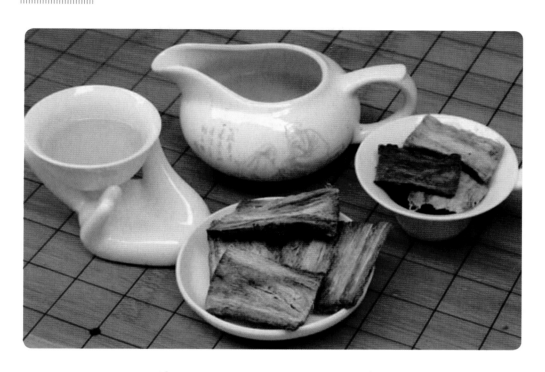

◆ 天麻钩藤茶

配　方： 钩藤6克，天麻5克，绿茶10克。

做　法： 将天麻、钩藤洗净，加水适量煎煮2次，去渣。用其汁液冲泡绿茶，加盖闷泡5～10分钟即可。

功　效： 此茶适用于肝阳上亢之高血压、头晕目眩、神经衰弱、四肢麻木等。每日1剂，代茶饮用。

羚羊角

平肝息风解热毒

性味归经 咸，寒；归肝、心经。

用法用量 内服：磨汁，0.9～1.5克；煎汤，1.5～3克；或入丸、散。

营养成分

磷酸钙、角蛋白、不溶性无机盐、赖氨酸、丝氨酸、谷氨酸、苯丙氨酸、亮氨酸、天冬氨酸、酪氨酸等。

缓解头痛原理

羚羊角能凉血解毒，可用于温毒上攻导致的头痛，大头瘟；又能平肝息风，可用于肝肾阴虚，水不涵木，肝阳化风，上扰清窍的头痛、晕眩。

注意事项

脾虚慢惊患者禁服。

妙方良方

阳厥气逆、多怒：羚羊角、人参各三两，赤茯苓二两（去皮），远志（去心）、大黄（炒）各半两，甘草一分（炙）。上为末。每服三钱，水一盏半，煎至八分，去滓温服，不计时候。（《宣明论方》羚羊角汤）

功用疗效

平肝息风，清肝明目，散血解毒。用于高热惊痫，神昏痉厥，子痫抽搐，癫痫发狂，头痛眩晕，目赤翳障，温毒发斑，痈肿疮毒。

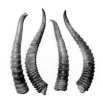

经典论述

1.《神农本草经》："主明目，益气起阴，去恶血注下，安心气。"

2.《名医别录》："疗伤寒时气寒热，热在肌肤，温风注毒伏在骨间，除邪气惊梦，狂越僻谬，及食噎不通。"

3.《药性论》："能治一切热毒风攻注，中恶毒风猝死，昏乱不识人；散产后血冲心烦闷，烧末酒服之；主小儿惊痫，治山瘴，能散恶血。"

注意：

羚羊角为雄性牛科动物赛加羚羊 Saiga tatarica Linnaeus 的角。赛加羚羊被列入《世界自然保护联盟》（IUCN）2012 年濒危物种红色名录 ver3.1——极危（CR），严禁狩猎。

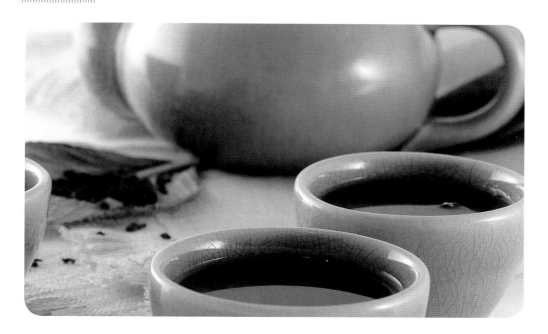

◆ 滋胃和中茶

配　方：竹茹3克，厚朴花、羚羊角各1.5克，橄榄1克，蜂蜜适量。

做　法：

1.将竹茹、橄榄、厚朴花、羚羊角研为粗末。

2.将药末放入杯中，用开水冲泡10分钟后，加入蜂蜜，即可饮用。

3.每日1剂，不拘时，代茶饮。

功　效：滋肺清热，化痰助运。

天麻

平肝息风止痉

别　　　名	明天麻、定风草根、赤箭、木浦、白龙皮、离母、鬼督邮、神草、独摇芝。
性 味 归 经	味甘，性平；归肝经。
用 法 用 量	内服：煎汤，3 ~ 10 克；或入丸、散、研末吞服，每次 1 ~ 1.5 克。

营养成分

蛋白质、氨基酸、维生素 A、天麻素、香荚兰素、天麻多糖以及铁、锌、氟、锰、碘等。

缓解头痛原理

《本草汇言》为天麻"主头风、头痛、头晕虚眩、癫痫强痉、四肢挛急、语言不顺、一切中风、风痰"；李杲谓"肝虚不足者，宜天麻、川芎以补之。其用有四：疗大人风热头痛，小儿风痫惊悸，诸风麻痹不仁风热语言不遂"。天麻，乃肝经气分之药，故天麻入厥阴之经而治厥阴头痛，天麻还能用于治疗高血压导致的头痛、头晕。

妙方良方

偏正头痛，眩晕欲倒：天麻15克，川芎60克。上药为细末，炼蜜为丸。每次服9克，饭后细嚼，茶酒任下。本方名为天麻川芎丸，出自元代《御药院方》。

功用疗效

平肝息风止痉。用于头痛眩晕，肢体麻木，小儿惊风，癫痫抽搐，破伤风。

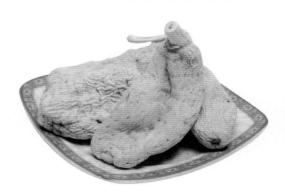

注意事项

天麻一次服用不可超过40克，否则引起中毒。久服天麻，也会引发皮肤过敏。天麻入药时，不宜久煎，否则失去镇痛镇静的作用。天麻不可与御风草根配伍，否则可能发生结肠炎。口干便闭者忌服。气血虚甚者慎服。

经典论述

1.《名医别录》："消痈肿，下支满，疝，下血。"

2.《神农本草经》："主恶气，久服益气力，长阴肥健。"

3.《日华子本草》："助阳气，补五劳七伤，通血脉，开窍。"

4.《开宝本草》："主诸风湿痹，四肢拘挛，小儿风痫，惊气，利腰膝，强筋力。"

养生食谱

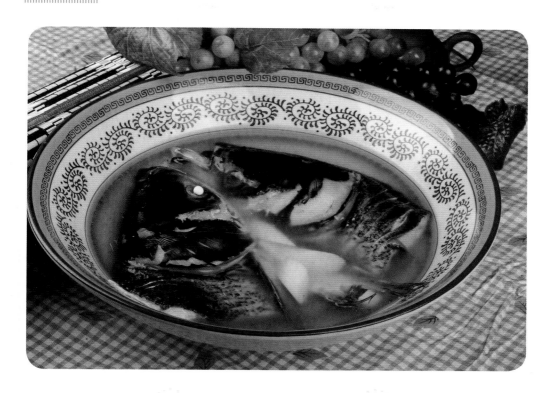

◆ 天麻炖鱼头

配 方：天麻30克，大鱼头1只，淮山药20克，小枣10枚。

做 法：天麻洗净切成片，鱼头洗净，用油煎半熟，下葱姜、淮山药、小枣、天麻、清水，大火炖至鱼头酥烂，汤汁奶白，调好口味即可食用。

功 效：息风止痰，平肝阳，祛风，利水，补气益血。

白芍

平肝止痛养经血

别　　　名	白芍、生白芍、炒白芍、白芍药、金芍药、杭芍、炒杭芍、白芍炭。
性味归经	味苦、酸，性微寒；归肝、脾经。
用法用量	内服：煎汤，5～12克；或入丸、散。大剂量可用15～30克。

营养成分

芍药苷、氧化芍药苷、苯甲酰芍药苷、白芍苷、药苷无酮、没食子酰芍药苷、芍药新苷、芍药内酯、β-谷甾醇、胡萝卜苷、右旋儿茶精、挥发油。

缓解头痛原理

白芍能柔肝舒肝、养肝养血，可用于缓解血虚头痛；还可以滋阴益肾、补血养肝，可用于治疗肝阳上亢，水不涵木所致的头痛、晕眩，也可用于肾虚的头脑空痛。

注意事项

白芍恶石斛、芒硝，畏消石、鳖甲、小蓟，反藜芦。虚寒腹痛泄泻者慎服。

功用疗效

平肝止痛，养血调经，敛阴止汗。用于头痛眩晕，胁痛，腹痛，四肢挛痛，血虚萎黄，月经不调，自汗，盗汗。

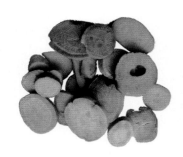

适用人群

血虚阴虚、自汗盗汗的人适用。胸腹胁肋疼痛、肝区痛、胆囊炎、胆结石疼痛者适用。泻痢、妇女经痛者适用。肠肌痉挛、四肢拘挛疼痛、不安腿综合征等病症患者适用。

经典论述

1.《名医别录》："通顺血脉，缓中，散恶血，逐贼血，去水气，利膀胱、大小肠，消痈肿，（治）时行寒热，中恶腹痛，腰痛。"

2.《医学启源》："安脾经，治腹痛，收胃气，止泻利，和血，固腠理，泻肝，补脾胃。"

3.《神农本草经》："主邪气腹痛，除血痹，破坚积，治寒热疝瘕，止痛，利小便，益气。"

4.《唐本草》："益女子血。"

养生食谱

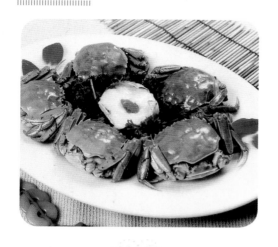

◆ 当归白芍茶

配　方：当归 10 克，白芍 15 克。

做　法：
将上述材料一起放入杯中，冲入沸水，盖盖子闷泡约15分钟后饮用。

功　效：当归可补血活血、调经止痛；白芍具有养血柔肝的功效。

◆ 白芍蟹斗

配　方：母闸蟹 6 只 (750 克)，白芍 10 克，枸杞子 2 克，青豆 2 克，鲜牛奶 200 克，鸡蛋清 3 个，盐 8 克，鲜味汁 6 克。

做　法：
1.螃蟹洗净蒸熟出肉，留壳洗净待用。
2.白芍、枸杞子分别水发。
3.蛋清、牛奶、蟹肉、蟹黄、白芍、枸杞子等炒制后，装回壳中即可。

功　效：补肾益精血，柔肝降血压。

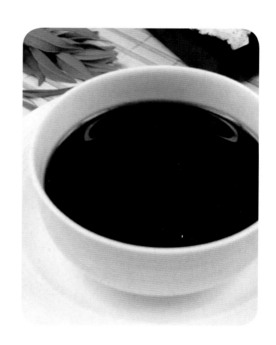

菊花

散风清热平肝木

别　　　　名	白菊花、甘菊花、黄甘菊、怀菊花、药菊、白茶菊、毫菊、杭菊、贡菊。
性 味 归 经	味甘、苦，性微寒；归肺、肝经。
用 法 用 量	内服：煎汤，10～15克；或入丸、散；或泡茶。外用：适量，煎水洗；或捣敷。

营养成分

菊苷、氨基酸、类黄酮、维生素 B_1、龙脑、樟脑、菊油环酮、腺嘌呤、胆碱、水苏碱等。

缓解头痛原理

《本草正义》谓"肝火直上顶巅，而为眩，为肿，为痛，阳焰直升，其势最暴。凡是头风作痛，无非内火内风震撼不息，而菊花能治之。"菊花具有疏风散热、清热解毒的作用，可用于风热外袭引致的头目肿痛；菊花专治风木，为祛风要药。风药先入肝，故能平息内风，可用于肝风内动，还可用于治疗肝阳上亢的头部胀痛。

注意事项

菊花功力甚缓，久服才能见效。气虚胃寒、食少泄泻的人少用为宜。关节炎恶寒者忌用。

功用疗效

散风清热，平肝明目。用于风热感冒，头痛眩晕，目赤肿痛，眼目昏花。

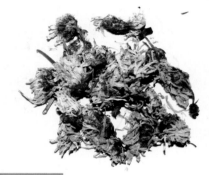

适应人群

夏季头昏脑胀、口干烦渴的人适用。肝虚火旺、目赤肿痛、头晕目眩的人适用。冠心病、动脉硬化者适用。

经典论述

1.《本草纲目》："菊花，昔人谓其能除风热，益肝补阴。盖不知其尤多能益金、水二脏也，补水所以制火，益金所以平木，木平则风息，火降则热除，用治诸风头目，其旨深微。"

2.《本草衍义补遗》："菊花，能补阴，须味甘者，若山野苦者勿用，大伤胃气。"

妙方良方

1. 风热头痛：菊花、石膏、川芎各9克，为末。每服4.5克，以茶调下。本方出自《简便单方》。

2. 膝风：陈艾、菊花。作护膝，久用。本方出自《扶寿精方》。

养生食谱

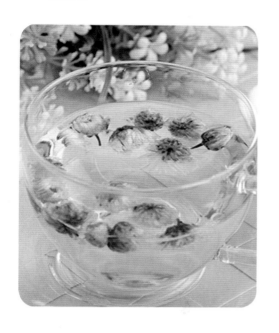

◆ 菊花银耳粥

配　方：菊花30克，银耳50克，糯米100克，白糖10克，清水500毫升。

做　法：

菊花洗净入开水锅中放入糯米，小火煮20分钟，将银耳与菊花放入，待粥至黏稠后放白糖搅匀即可。

功　效：疏风清热，解毒消肿。

◆ 杭白菊茶

配　方：杭白菊1茶匙，蜂蜜适量。

做　法：

将杭白菊放入杯中，加沸水，闷泡10分钟，调入蜂蜜即可。

功　效：散风清热，消炎解毒，防辐射，生津止渴。

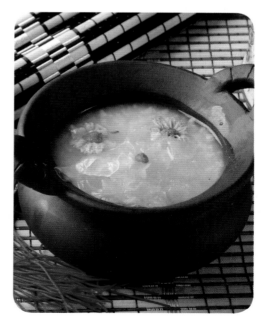

独活

祛风止痛散湿寒

别　　　名　大活、山独活、香独活、川独活、肉独活、巴东独活。

性 味 归 经　味辛、苦，性微温；归肾、膀胱经。

建议食用量　3～10克，煎服。外用：适量。

营养成分

二氢山芹醇、已酸酯、欧芹酚甲醚、异欧前胡内酯、香柑内酯、花椒毒素、二氢山芹醇当归酸酯、二氢山芹醇葡萄糖苷、毛当归醇、当归醇、γ－氨基丁酸、挥发油等。

缓解头痛原理

李杲谓独活："治风寒湿痹，酸痛不仁，诸风掉眩，头项难伸"。现代研究表明其具有镇静、催眠、镇痛、抗炎等作用。另外，独活还具有轻微的降压作用，与中医的祛风除湿、通痹止痛相符，可用于多种头痛，尤以风湿头痛及少阴头痛为宜。

注意事项

阴虚血燥者慎服，气血虚而遍身痛及阴虚下体痿弱者禁用。一切虚风类中，咸非独活所宜。

功用疗效

祛风胜湿，散寒止痛。用于风寒湿痹；腰膝疼痛；少阴伏风头痛，头痛齿痛。

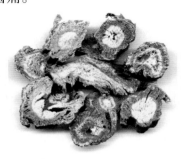

妙方良方

1.阴寒头痛：独活10克，细辛3克，川芎12克，水煎服。

2.外感风寒挟湿所致的头痛头重：多配羌活、藁本、防风等，如羌活胜湿汤（《内外伤辨惑论》）。

3.头痛属少阴者：独活、细辛、川芎、秦艽、生地、羌活、防风、甘草，水煎服（《症因脉治》独活细辛汤）。

经典论述

1.《神农本草经》："主风寒所击，金疮止痛，奔豚，痫痓，女子疝瘕。"

2.《名医别录》："治诸风，百节痛风无久新者。"

3.《药性论》："治中诸风湿冷，奔喘逆气，皮肌苦痒，手足挛痛，劳损，主风毒齿痛。"

4.《医学启源》："主治秘要云：能燥湿，苦头眩目运，非此不能除。"

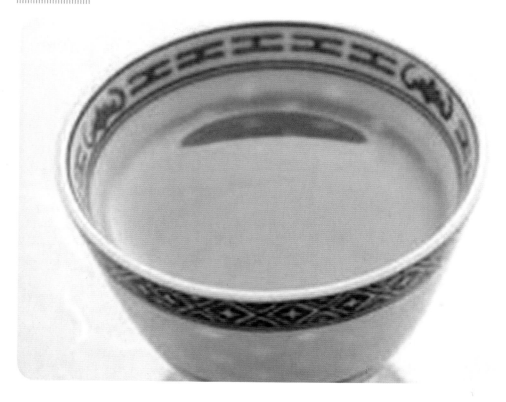

◆ 当归独活酒

配　方：独活 60 克，黄豆 500 克，当归 10 克，黄酒 1500 毫升。

做　法：

1.将独活、当归捣碎，放入干净的器皿中，用酒浸泡 24 小时。

2.将黄豆干炒至青烟冒出，倒入黄酒中密封；冷却后，过滤去渣装瓶。每日 3 次，温热空腹服用，每次 10 ～ 15 毫升。

功　效：祛风补血。适宜产后血虚，中风口噤者服用。

白芷

祛风除湿止痛

别　　　名 泽芬、白臣、番白芷、杭白芷、柱白芷、川白芷、香棒。

性 味 归 经 味辛，性温；归肺、脾、胃经。

用 法 用 量 内服：煎汤，4～10克；或入丸、散。外用：研末撒或调敷。

营养成分

白芷挥发油（包含榄香烯、棕榈酸、硬脂酸等成分）、欧前胡素、香柑内酯、花椒毒素、珊瑚菜素、氧化前胡素等。

缓解头痛原理

白芷能散寒除湿、通窍止痛，又为阳明经引经药，能与其他药物共同作用，将药效引达病所，治疗阳明头痛并见前额连眉棱骨痛。

妙方良方

1.头痛、牙痛、三叉神经痛：白芷60克，冰片0.6克，共研成末。用时，取少许药末置于患者鼻前庭，均匀吸入。

2.头痛、眼睛痛：白芷20克，生乌头5克。上药为末，每服10克，以茶水调服。本方名为白芷散，出自《朱氏集验医方》。

功用疗效

祛风除湿，通窍止痛，消肿排脓。用于感冒头痛，眉棱骨痛，鼻塞，鼻渊，牙痛，白带，疮疡肿痛。

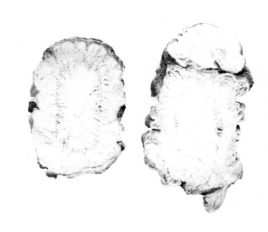

适用人群

风寒感冒、头痛、鼻炎、牙痛等人适用。

注意事项

忌与旋覆花同用。阴虚血热者忌服。

经典论述

1.《神农本草经》："主女人漏下赤白，血闭阴肿，寒热，风头（头风）侵目泪出，长肌肤，润泽。"

2.《名医别录》："疗风邪久泻，呕吐，两胁满，风痛头眩，目痒。"

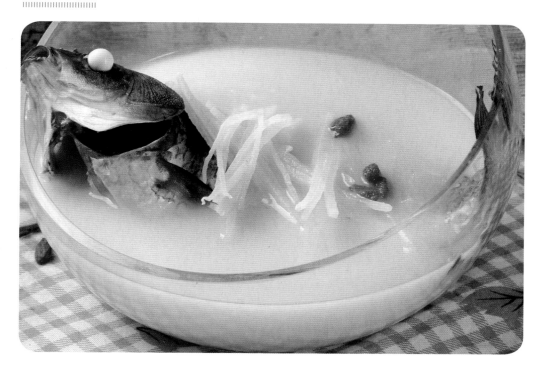

◆ 白芷银丝鲫鱼汤

配　方： 白芷 18 克，天麻 15 克，鲫鱼 500 克。

调　料： 姜、葱、料酒、盐各适量。

做　法：

1. 白芷洗净，鱼头去鳃洗净备用；

2. 将白芷、天麻、鱼头、姜、葱、料酒放入砂锅中，加水适量，大火烧沸去浮沫，改文火炖 30 分钟调盐味即可。

功　效： 祛风除湿，平抑肝阳。

吴茱萸

温阳散寒止痛

别　　　名 吴萸、吴椒、臭泡子、茶辣、辣子、曲药子、臭辣子。

性 味 归 经 味辛、苦，性热；有小毒。归肝、脾、胃、肾经。

用 法 用 量 内服：煎汤，1.5～5克；或入丸、散。外用：适量，研末调敷，或煎水洗。

营养成分

挥发油、吴茱萸碱、柠檬苦素、吴茱萸苦素、吴茱萸苦素乙酯、黄柏酮、花色苷、异戊烯黄酮、吴茱萸精、脂肪酸类化合物等。

缓解头痛原理

吴茱萸为厥阴经的引经药，具有温阳散寒、止痛等作用，能引诸药直达病所，治疗厥阴头痛，症见巅顶疼痛、干呕、吐涎沫或四肢厥冷、舌淡苔白滑、脉细迟或弦细不数者。用于阴寒内盛肿瘤形成的颅内肿瘤的头痛、头晕。

注意事项

吴茱萸恶丹参、硝石、白垩，畏紫石英。阴虚火旺者忌服。

功用疗效

散寒止痛，降逆止呕，助阳止泻。用于厥阴头痛，寒疝腹痛，寒湿脚气，经行腹痛，脘腹胀痛，呕吐吞酸，五更泄泻，外治口疮；高血压。

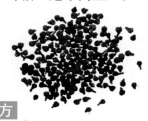

妙方良方

痰饮头疼背寒，呕吐酸汁，数日伏枕不食，十日一发：吴茱萸（汤泡7次）、茯苓等份。为末，炼蜜丸梧子大。每用热水下50丸。本方出自《朱氏集验方》。

经典论述

1.《本草纲目》："开郁化滞。治吞酸，厥阴痰涎头痛，阴毒腹痛，疝气，血痢，喉舌口疮。"

2.《本草拾遗》："杀恶虫毒，牙齿虫匿。"

3.《神农本草经》："主温中下气，止痛，咳逆寒热，除湿血痹，逐风邪，开腠理。"

4.《日华子本草》："健脾通关节。治腹痛，肾气，脚气，水肿，下产后余血。"

5.《名医别录》："主痰冷，腹内绞痛，诸冷实不消，中恶，心腹痛，逆气，利五脏。"

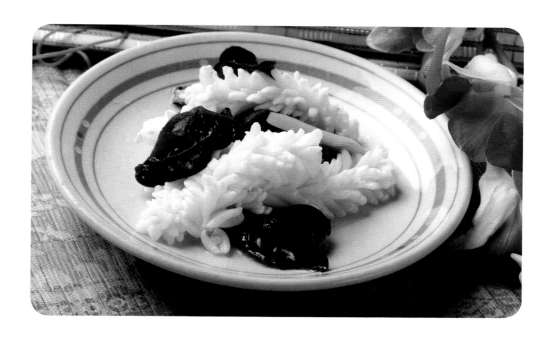

◆ 吴茱萸炒鲜鱿

配　方：吴茱萸粉 12 克，鲜鱿鱼 200 克，胡萝卜 25 克。

调　料：植物油、木耳、料酒、盐、味精、淀粉各适量。

做　法：鲜鱿鱼切麦穗花刀沸水备用，锅中留底油，煸香葱姜，下入胡萝卜片、木耳、料酒、鲜鱿、盐、味精炒匀勾芡即可。

功　效：温中益气。

防风

解表祛风能镇痛

别　　　名	关防风、东防风、旁防风。
性 味 归 经	味辛、甘，性温；归膀胱、肝、脾经。
用 法 用 量	内服：4.5 ~ 9 克，煎服；外用：适量，煎水熏洗。

营养成分

色酮醇、亥茅酚、3′-O- 乙酰基亥茅酚、亥茅酚苷、5-O- 甲基具阿米醇、升麻素、升麻素苷等。

缓解头痛原理

《神农本草经》谓"主大风头眩通，恶风，风邪，目盲无所风，风行周身，骨节疼痹，烦满"。《药类法象》谓"治风通用，泻肺实，散头目中滞气，除上焦风邪"。

妙方良方

偏正头风，痛不可忍者：防风、白芷各四两。上为细末，炼蜜和丸，如弹子大。如牙风毒，只用茶清为丸，每服一丸，茶汤下。如偏正头风，空腹服。如身上麻风，食后服。未愈连进三服。(《普济方》)

功用疗效

解表祛风，胜湿，止痉。用于感冒头痛，风湿痹痛，风疹瘙痒，破伤风。

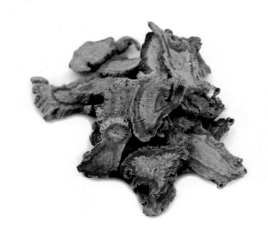

注意事项

血虚痉急或头痛不因风邪者忌服。

经典论述

1.《本草蒙筌》："治风通用，散湿亦宜。"

2.《名医别录》："胁痛，胁风头面去来，四肢挛急，字乳金疮内痉。"

3.《日华子本草》："治三十六般风，男子一切劳劣，补中益神，风赤眼，止泪及瘫缓，通利五脏关脉，五劳七伤，羸损盗汗，心烦体重，能安神定志，匀气脉。"

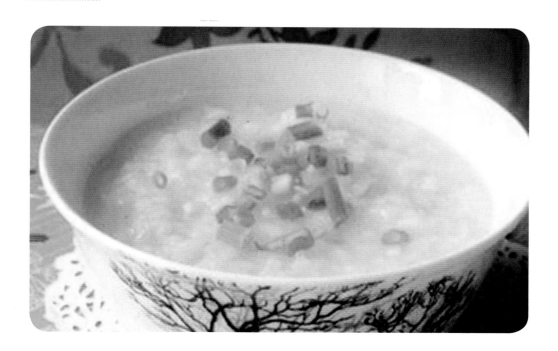

◆ 防风葱白粥

配　方：防风 15 克，葱白 3 段，粳米 100 克。

做　法：将防风水煎 20 分钟，去渣取汁，加入粳米和适量清水煮粥，待粥将熟时加入葱白即可，趁热服食。

功　效：祛风解表，散寒止痛。适用于外感风寒、发热、畏寒、恶风等症状。

石膏

清热泻火除烦渴

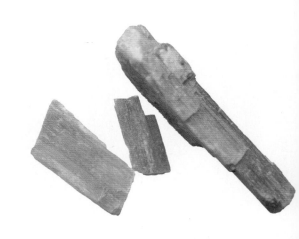

别 名	细石、软石膏、寒水石、白虎。
性味归经	甘、辛，大寒；归肺、胃经。
用法用量	内服：煎汤，9~30克（大剂可用15~60克）；或入丸、散。外用：煅研撒或调敷。

营养成分

水硫酸钙、有机物、硫化物、铁、镁等。

缓解头痛原理

石膏具有解热止痛的作用，能用于治疗阳明气分实热导致的头痛、发热，以及虚实牙痛引致的头痛不适。

妙方良方

偏正头疼，连睛疼：石膏、鼠粘子（炒）各等份。上为细末。每服二钱，食后用温酒或茶清调服。（《奇效良方》石膏鼠粘子散）

功用疗效

清热泻火，除烦止渴。用于外感热病，高热烦渴，肺热喘咳，胃火亢盛，头痛，牙痛。

注意事项

脾胃虚寒及血虚、阴虚发热者忌服。

经典论述

1.《神农本草经》："主中风寒热，心下逆气，惊喘，口干舌焦，不能息，腹中坚痛，产乳，金疮。"

2.《名医别录》："除时气头痛身热，三焦大热，皮肤热，肠胃中膈热，解肌发汗，止消渴烦逆，腹胀暴气喘息，咽热。亦可作浴汤。"

3.《药性论》："治伤寒头痛如裂，壮热，皮如火燥，烦渴，解肌，出毒汗，主通胃中结，烦闷，心下急，烦躁，治唇口干焦。和葱煎茶去头痛。"

4.《日华子本草》："治天行热狂，下乳，头风旋，心烦躁，揩齿益齿。"

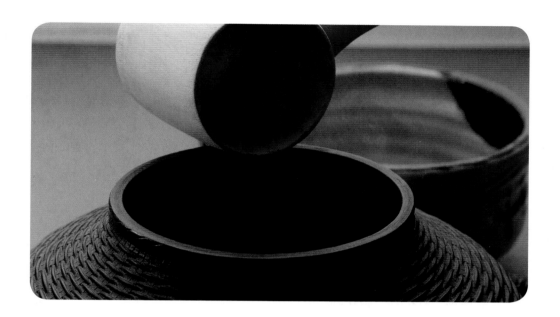

◆ 石膏茶

配　方：煅石膏、川芎各 15 克，炙甘草 3 克，葱白、洞庭碧螺春适量。

做　法：

1. 将石膏、川芎、炙甘草研为粗末，备用。

2. 葱白洗净，切段。

3. 药末与葱白、洞庭碧螺春放入保温瓶中，用沸水冲泡 15 分钟。

4. 每日 1 剂，代茶频饮。

功　效：清热解毒，和胃润肠，祛风止痛。

桃仁

活血祛瘀止咳喘

别　　　名	桃核仁。
性味归经	味苦、甘，性平；归心、肝、大肠经。
用法用量	内服：煎汤，4.5～9克；或入丸、散。

营养成分

碳水化合物、纤维素、B族维生素、苦杏仁苷、挥发油、脂肪油等。

缓解头痛原理

《用药心法》谓"桃仁，苦以泄滞血，甘以生新血，故凝血须用"。桃仁与活血化瘀药搭配可用于治疗外伤、颅内肿瘤、痰瘀互阻等引起的头部疼痛。

适用人群

便秘、心脑血管病、肺热咳喘患者适用。女人子宫血肿、痛经、闭经者适用。

注意事项

置阴凉干燥处，防蛀。桃仁具有毒性，不可过量食用。孕妇慎用。便溏者慎用。血燥虚者慎之。

功用疗效

活血祛瘀，润肠通便。用于经闭，痛经，癥瘕痞块，跌扑损伤，肠燥便秘。

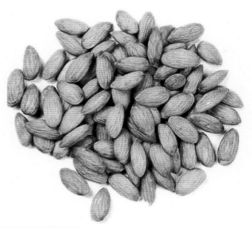

经典论述

1.《本草纲目》："主血滞风痹，骨蒸，肝疟寒热，产后血病。"

2.《神农本草经》："主瘀血，血闭癥瘕，邪气，杀小虫。"

3.《药品化义》："桃仁，味苦能泻血热，体润能滋肠燥。若连皮研碎多用，走肝经，主破蓄血，逐月水，及遍身疼痛，四肢麻痹，左半身不遂，左足痛甚者，以其舒经活血行血，有去瘀生新之功，若去皮捣烂少用，入大肠，治血枯便闭，血燥便难，以其濡润凉血和血，有开结通滞之力。"

养生食谱

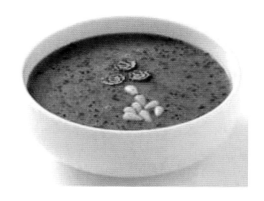

◆ 桃仁山楂粥

配　方：桃仁 10 克，山楂 15 克，粳米 100 克。

做　法：

桃仁浸泡去皮尖，山楂洗净去核，粳米洗净，桃仁、山楂放入锅中煮开，放入粳米，先用武火熬煮 5 分钟改文火将粥煮熟即可。

功　效：润肠通便，消食散瘀血。

◆ 桃仁红花粥

配　方：桃仁 15 克，红花 10 克，粳米 100 克。

调　料：红糖适量。

做　法：

1. 将桃仁捣烂，与红花一起煎煮，去渣取汁。

2. 粳米淘净，用药汁煮为稀粥，加红糖调味食用。

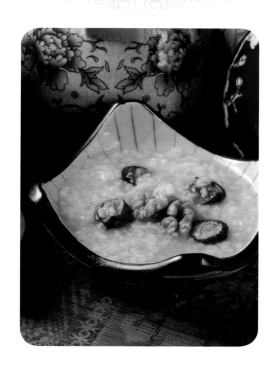

苍术

燥湿散寒解头痛

别　　　名　山精、赤术、马蓟、枪头菜、青术、仙术。

性 味 归 经　味辛、苦，性温；归脾、胃、肝经。

用 法 用 量　内服：煎汤，3~9克；或入丸、散。

营养成分

维生素A、苍术素、苍术醇、茶杯酮、苍术苷、钙、镁、钴等。

缓解头痛原理

苍术为苦性温，可升可降，走而不守，可除全身诸湿，与风药配伍可用于治疗散寒除湿，治疗风湿头痛。另外，苍术有解郁之功，可用于肝郁气滞的头部胀痛。

功用疗效

燥湿健脾，祛风散寒，明目。用于脘腹胀满，泄泻，水肿，脚气痿躄，风湿痹痛，风寒感冒，夜盲。

适用人群

腹泻腹痛的人及腹胀、食欲不振者适用。夜盲症、白内障等眼疾患者适用。风寒感冒者适用。妇女白带证属湿热者适用。脚膝肿痛及风湿病患者适用。

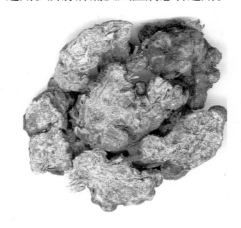

注意事项

苍术忌桃、李、雀肉、菘菜、青鱼。阴虚内热、出血者禁用。气虚多汗者禁用。

经典论述

1.《神农本草经》："主风寒湿痹，止汗，除热，消食，死肌痉疸。作煎饵久服，轻身延年不饥。"

2.《名医别录》："主头痛，消痰水，逐皮间风水结肿，除心下急满，霍乱吐下不止"。

3.《珍珠囊》："诸肿湿非此不能除，能健胃安脾。"

养生食谱

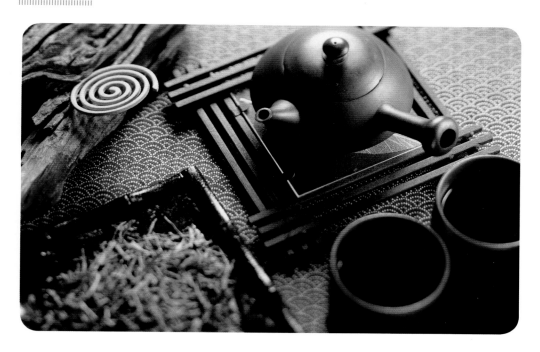

◆ 苍术茶

配　方：苍术 10 克，枸杞子 5 克，信阳毛尖 3 克，蜂蜜适量。

做　法：

1.将苍术、枸杞子洗净，放入锅中，用水煎煮，去渣取汁。

2.用药汁冲泡信阳毛尖，温热时加蜂蜜，即可饮用。

3.每日 1 剂，不拘时，代茶饮。

功　效：降低血糖，燥湿辟秽。

川芎

活血行气兼止痛

别　　　名	小叶川芎、山鞠穷、香果、马衔。
性味归经	味辛，性温；归肝、胆、心包经。
用法用量	内服：煎汤，3～10克；研末，每次1～1.5克；或入丸、散。

营养成分

川芎嗪、阿魏酸、川芎内酯、香草酸、棕榈酸、香草醛、β—谷甾醇、亚油酸、蔗糖等。

缓解头痛原理

川芎是治疗头痛的常用药物，临床上配伍得当，用量合适，可用于多种头痛的治疗，故有"头痛不离川芎之说"，如《神农本草经》谓川芎"主中风入脑头痛"，《本草衍义》言："头面风不可阙也"，对风寒、肝火、痰浊、瘀血等引起的顽固性头痛，当取川芎为君药，以活血通络。

适用人群

风湿关节痛、肢体麻木以及跌打损伤者适用。腹中寒痛、头痛的人适用。月经不调、痛经、闭经的女性适用。心绞痛的人适用。

功用疗效

活血行气，祛风止痛。用于月经不调，经闭痛经，癥瘕腹痛，胸胁刺痛，跌扑肿痛，头痛，风湿痹痛。

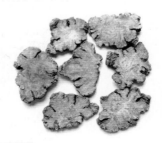

注意事项

川芎恶黄芪、山茱萸、狼毒，畏硝石、滑石、黄连，反藜芦。川芎不宜久服，久服走散真气。阴虚火旺，上盛下虚及气弱之人忌服。

妙方良方

1. 偏头疼：川芎细锉，酒浸服之。（《斗门方》）

2. 风热头痛：川芎3克，茶叶6克。水200毫升，煎至100毫升，食前热服。（《简便单方》）

经典论述

1.《本草纲目》："燥湿，止泻痢，行气开郁。"

2.《名医别录》："除脑中冷动，面上游风去来，目泪出，多涕唾，忽忽如醉，诸寒冷气，心腹坚痛，中恶，卒急肿痛，胁风痛，温中内寒。"

3.《药性论》："治腰脚软弱，半身不遂，主胞衣不出，治腹内冷痛。"

养生食谱

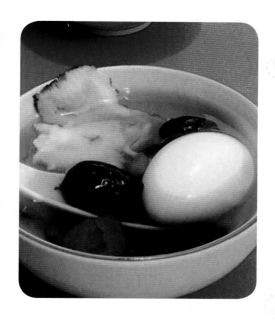

◆ 川芎煮蛋

配　方：鸡蛋2个，川芎10克。

做　法：将鸡蛋、川芎放入锅内，加入适量的清水，同煮至鸡蛋熟。捞出鸡蛋，剥去外壳，再放入锅中，煮20分钟即可，吃蛋饮汤。

功　效：活血行气。

◆ 三花减肥茶

配　方：川芎6克，玫瑰花、茉莉花、代代花各5克，荷叶2克，蜂蜜适量。

做　法：

1.将玫瑰花、茉莉花、代代花、川芎、荷叶研成粗末。

2.将药末放入瓶中，用沸水冲泡10分钟后，加入蜂蜜，即可饮用。

3.每日1剂，不拘时，代茶饮。

功　效：本茶中的玫瑰花具有行气活血的功效；茉莉花具有理气和中的功效；代代花具有理气解郁的功效；川芎具有祛风活血的功效。

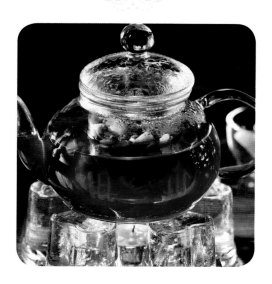

葛根

解肌退热缓头痛

别　　　名	葛藤、干葛、粉葛、葛麻藤、葛子根、葛条根、鸡齐根。
性 味 归 经	味甘、辛，性凉；归脾、胃经。
用 法 用 量	内服：煎汤，10～15克；或捣汁。外用：适量，捣敷。

营养成分

葛根素、葛根素木糖苷、大豆黄酮、大豆黄酮苷、糖苷配基、花生酸、葛根醇、异黄酮苷、黄豆苷、糖苷、氨基酸等。

缓解头痛原理

葛根为阳明头痛用药，中医认为其能升阳解肌，治疗感冒病邪在表，津液不达，太阳经脉拘急所致的头项强痛、项背强用等病症。另外，众多医家认为，葛根可用于治疗刚痉，即现代所言的脑膜炎，缓解期发热、头痛的症状，葛根还能治疗高血压引起的头痛、颈项强痛。

注意事项

葛根不可多服，否则损胃气。脾胃虚寒者慎用。夏日表虚多汗者慎用。

功用疗效

解肌退热，生津，透疹，升阳止泻。用于外感发热头痛、项背强痛，口渴，消渴，麻疹不透，热痢，泄泻；高血压颈项强痛。

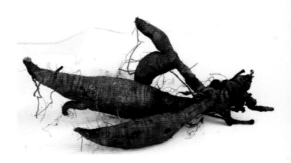

适用人群

中老年人、脸上长斑者适用。高血压、高血脂、高血糖、肝炎患者适用。偏头痛患者适用。更年期妇女、易上火人群、常饮酒者适用。

妙方良方

1. 伤寒瘟疫，风热壮热，头痛、肢体痛，疮疹已发未发：升麻、干葛（细锉）、芍药、甘草（锉，炙）各等份，共捣研为粗末。每次取药末20克，加水300毫升，煎至200毫升，温服。本方名为升麻葛根汤，出自《阎氏小儿方》。

2. 偏头痛：葛根30克，山楂15克，杜仲12克，五味子9克。每日1剂，水煎服。

养生食谱

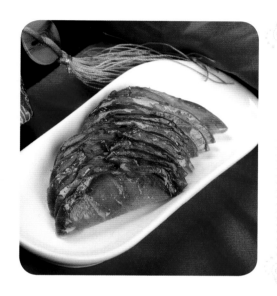

◆ 葛根粳米粥

配 方：葛根 30 克，粳米 50 克，麦冬 5 克。

做 法：

1.葛根洗净切成小段；麦冬用温水浸泡半小时；粳米洗净。

2.锅内加水烧沸，放粳米、麦冬、葛根用武火煮 5 分钟，改用文火熬熟至黏稠即可。

功 效：发表解肌，清热除烦，生津止渴，透疹止泻，降低血压。适用于高血压、冠心病、老年性糖尿病、慢性脾虚泻泄、夏令口渴多饮等。

◆ 葛根卤牛肉

配 方：葛根 12 克，牛腱肉 250 克，老抽 60 克。

做 法：

1.牛腱肉飞水。

2.加葱、姜、葛根、老抽、鸡汤、盐煮至软烂,冷却即可食用。

功 效：生津止渴。

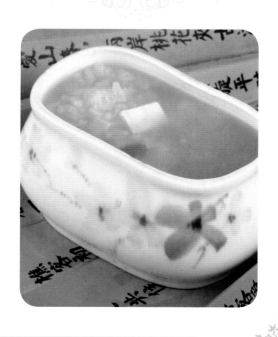

细辛

通窍解表散风寒

别　　　名 小辛、细草、少辛、独叶草、金盆草、山人参。

性 味 归 经 味辛，性温；归心、肺、肾经。

用 法 用 量 1～3克，煎服。散剂每次服0.5～1克。外用：适量。

营养成分

甲基丁香酚、黄樟醚、细辛醚、榄香素，尚含优香芹酮、爱草醚、蒎烯、莰烯、桉油精、辛味物质派立托胺等。

缓解头痛原理

细辛能散风寒，通窍解表，治外感风寒挟湿所致的头痛、头重、一身尽痛。现代研究表明，细辛还具有抗炎、提高免疫力、局部麻醉、促进新陈代谢、抗菌等作用，可用于肿瘤患者化疗和放疗所致的白细胞减少症。

注意事项

气虚多汗，血虚头痛，阴虚咳嗽等忌服，反藜芦。

功用疗效

祛风散寒，祛风止痛，通窍，温肺化饮。用于风寒感冒，头痛，牙痛，鼻塞流涕，鼻鼽，鼻渊，风湿痹痛，痰饮喘咳。

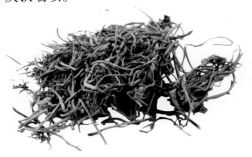

经典论述

1.《药品化义》："细辛，若寒邪入里，而在阴经者，以此从内托出。佐九味羌活汤，发散寒邪快捷，因其气味辛香，故能上升。入芎辛汤，疗目痛后羞明畏日，隐涩难开。合通窍汤，散肺气而通鼻窍。佐清胃汤，祛胃热而止牙疼。此热药入寒剂，盖取反以佐之之义也。"

2.《本草经百种录》："细辛，以气为治也。凡药香者，皆能疏散风邪，细辛气盛而味烈，其疏散之力更大。且风必挟寒以来，而又本热而标寒，细辛性温，又能驱逐寒气，故其疏散上下之风邪，能无微不入，无处不到也。"

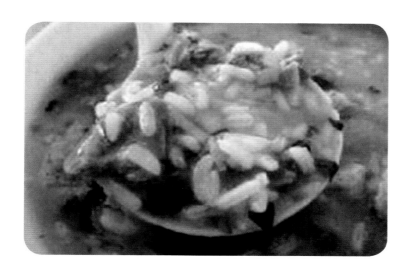

◆ 细辛菟丝粥

配　方：菟丝子 15 克，细辛 5 克，粳米 100 克，白糖适量。

做　法：将菟丝子洗净后捣碎，和细辛水煎去渣取汁，入米煮粥，粥熟时加白糖即可。

功　效：主要治疗过敏性鼻炎。鼻流清涕，喷嚏频频，鼻痒不适，经常反复发作，早晚为甚；腰膝酸软，形寒肢冷，遗精早泄，夜尿多，舌质淡，苔白，脉濡弱。

半夏

燥湿化痰散结

别　　　名 地文、守田、水玉、示姑。

性味归经 味辛、性温；有毒；归脾、胃、肺经。

用法用量 3～9克，内服一般炮制后使用。

营养成分

大黄酚、丁二酸、正十六碳酸 –1– 甘油酯、3–O–（6'–O– 棕榈酰基 – β –D– 吡喃葡萄糖基）豆甾 –5– 烯、对二羟基苯酚、5– 羟甲基糠醛、邻二羟基苯酚 β – 谷甾醇及胡萝卜苷等。

缓解头痛原理

对于半夏，《医学启源》"太阳痰厥头痛，非此不能除"；朱震亨谓"治眉棱骨痛。"半夏可化痰散结，对于痰瘀阻络引起的头痛有益。

妙方良方

风痰上扰证：半夏9克，天麻、茯苓、橘红各6克，白术15克，甘草3克。生姜1片，大枣2枚，水煎服。本方为半夏白术天麻汤（《医学心悟》）。

功用疗效

燥湿化痰，降逆止呕，消痞散结。用于湿痰寒痰，咳喘痰多，痰饮眩悸，风痰眩晕，痰厥头痛，呕吐反胃，胸脘痞闷，梅核气；外治痈肿痰核。

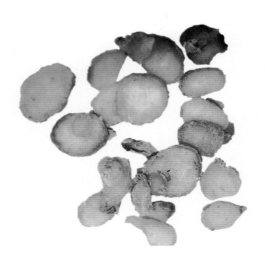

经典论述

1.《本草纲目》："除腹胀，目不得瞑，白浊，梦遗，带下。"

2.《神农本草经》："主伤寒寒热，心下坚，下气，咽喉肿痛，头眩，胸胀，咳逆肠鸣，止汗。"

3.《名医别录》："消心腹胸膈痰热满结，咳嗽上气，心下急痛坚痞，时气呕逆，消痈肿，堕胎，疗痿黄，悦泽面目。生，令人吐，熟，令人下。"

养生食谱

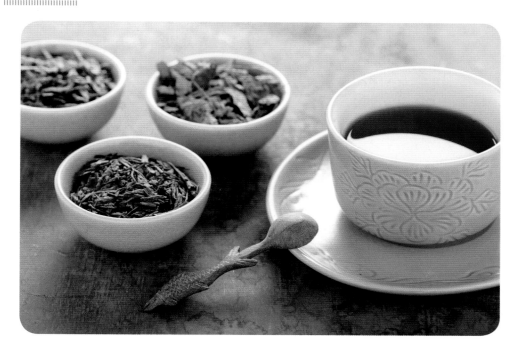

◆ 半夏天麻茶

配　方： 半夏、白术、陈皮各 6 克，天麻 10 克。

做　法：

1. 将半夏、白术、陈皮加水煎煮，取汁。天麻另炖，与药汁混合。

2. 代茶服用。

功　效： 健脾祛湿，化痰息风。用于痰湿中阻引起的头痛、头晕、痰饮病等。症见头痛昏蒙、胸脘痞满、呕恶痰涎、眩晕多寐、舌苔白腻、脉濡缓者以及中医辨证属肝风夹痰上扰所致的高血压等。

桑叶

疏散风热清肝肺

别　　　名	铁扇子、蚕叶。
性 味 归 经	味甘、苦，性寒；归肺、肝经。
用 法 用 量	内服：煎汤，4.5～9克；或入丸、散。外用：适量，煎水洗或捣敷。

营养成分

甾体、芸香苷、槲皮素、黄酮、香豆精、挥发油、氨基酸、生物碱、绿原酸、延胡索酸、棕榈酸、叶酸、维生素C、内消旋肌醇、溶血素等。

缓解头痛原理

息内风而除头痛，止风行肠胃之泄泻，肝热妄行之崩漏，胎前诸病，于肝热者尤为要药。

经典论述

1.《本草纲目》："治劳热咳嗽，明目，长发。"

2.《唐本草》："水煎取浓汁，除脚气、水肿，利大小肠。"

3.《本草求真》："清肺泻胃，凉血燥湿。"

4.《神农本草经》："除寒热，出汗。"

功用疗效

疏散风热，清肺润燥，清肝明目。用于风热感冒，肺热燥咳，头晕头痛，目赤昏花。

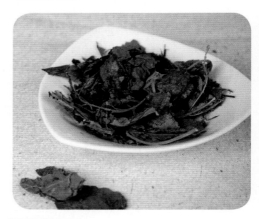

适用人群

肝火旺盛、目赤肿痛、眼目昏花、风热感冒、肺燥咳嗽的人适用。高血压、高脂血症等心脑血管疾病患者适用。吐血、金疮出血者适用。

注意事项

桑叶过量食用可导致人体中毒，出现恶心、呕吐、腹痛、腹泻、腹胀、烦躁不安等症状，严重时会导致血压下降、脱水、休克甚至死亡。外感风寒的人慎用。

妙方良方

1. 头目眩晕：桑叶9克，菊花9克，枸杞子9克，决明子6克。水煎，代茶饮。

2. 摇头风：桑叶3～6克，水煎服。

养生食谱

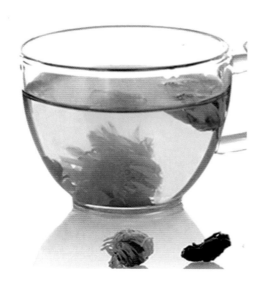

◆ 桑叶羊肝粥

配 方： 桑叶 20 克，羊肝 100 克，粳米 100 克，葱、姜末各 5 克。

做 法：

1. 桑叶洗净，羊肝洗净切片，用桑叶和水熬制 30 分钟，去渣取汁。

2. 桑叶汁煮开后加入粳米熬粥，羊肝用盐、淀粉拌匀，加入熬好的粥，烧开后搅匀，再加入葱姜末即可。

功 效： 清肝明目，清肺润燥。

◆ 桑叶菊花茶

配 方： 桑叶干品 5 克，菊花干品 5 朵。

做 法：

将桑叶、菊花放入杯中，倒入沸水，盖盖子闷泡约 5 分钟饮用。

功 效： 桑叶、菊花均具有疏散风热、清肝明目的功效。

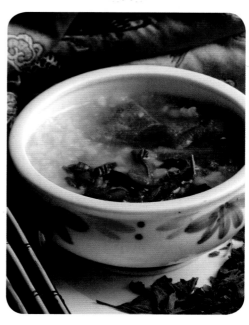

首乌

益精生髓养真阴

别　　　　名　赤首乌、何首乌、铁秤砣、红内消、地精。

性 味 归 经　味苦、甘、涩，性温；归肝、心、肾经。

用 法 用 量　内服：煎汤，10～20克；熬膏、浸酒或入丸、散。外用：适量，煎水洗、研末撒或调涂。

营养成分

淀粉、粗脂肪、卵磷脂、大黄酚、大黄素、大黄酸等。

缓解头痛原理

《本草正义》谓"首乌，专入肝肾，补养真阴，且味固甚厚，稍廉苦涩，性格温和，皆与下焦封藏之理符合，故能填益精气，具有阴阳平秘作用。"其能滋阴益肾，帮助生精化髓，补肝养血，充养脑海，对血虚、肾虚导致的头痛尤宜。

适用人群

免疫力低下、腰膝酸软、耳鸣耳聋者适用。神经衰弱、肝炎、结核病患者适用。妇人产后诸病及便秘、痔疮患者适用。

功用疗效

生首乌解毒、消痈、润肠通便，用于瘰疬疮痈、风疹瘙痒、肠燥便秘、高血脂等；制首乌补肝肾、益精血、乌须发、强筋骨，用于血虚萎黄、眩晕耳鸣、须发早白、腰膝酸软、肢体麻木、崩漏带下、久疟体虚、高血脂等。

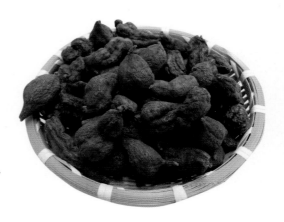

经典论述

1.《本草述》："治中风，头痛，行痹，鹤膝风，痫证，黄疸。"

2.《开宝本草》："主瘰疬，消痈肿，疗头面风疮，疗五痔，止心痛，益血气。"

3.《滇南本草》："涩精，坚肾气，止赤白便浊，缩小便，入血分，消痰毒。治赤白癜风，疮疥顽癣，皮肤痛痒。截疟，治痰疟。"

注意事项

何首乌忌猪、羊肉血，忌萝卜、葱、蒜、忌铁。大便溏泄及有湿痰者不宜。

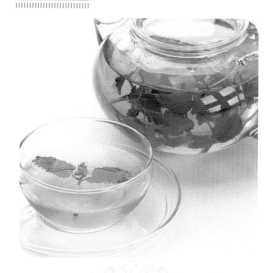

◆ 降脂减肥茶

配　方：何首乌、丹参各 10 克，泽泻 5 克，绿茶 3 克，蜂蜜适量。

做　法：

1.将何首乌、泽泻、丹参研成粗末。

2.将药末、绿茶放入杯中，用沸水冲泡 20 分钟后，加入蜂蜜，即可饮用。

3.每日 1 剂，不拘时，代茶饮。

功　效：本茶适宜女性、老年人、青少年饮用，尤其适宜患有高脂血症、高血压等症者以及体型肥胖者饮用。

◆ 首乌降脂茶

配　方：丹参 20 克，何首乌、葛根、寄生、黄精各 10 克，蜂蜜、甘草各 6 克。

做　法：

1.丹参、何首乌、葛根、寄生、黄精、甘草研成粗末。

2.将药末放入瓶中，用热水冲泡 20 分钟后，加入蜂蜜，即可饮用。

3.每日 1 剂，不拘时，代茶饮。

功　效：本茶适宜女性饮用，尤其适宜高血压、高脂血症、动脉硬化、心脑血管等患者饮用。

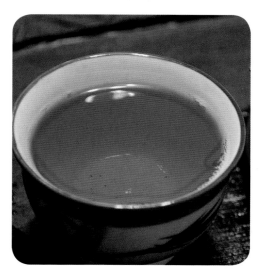

麻黄

发散风寒止咳喘

别　　　　名 龙沙、狗骨、卑相、卑盐。

性 味 归 经 味辛，微苦，性温；归肺、膀胱经。

用 法 用 量 2～10克，煎服。发汗解表宜生用，止咳平喘多炙用。

营养成分

挥发油、麻黄碱、鞣质、黄酮苷、糊精、菊粉、淀粉、果胶、纤维素、葡萄糖等。

缓解头痛原理

麻黄所含挥发油、麻黄碱等有效成分，能发汗退热、消炎去痰、止咳平喘，对风寒感冒所致头痛无汗有很好的效果。因其止咳平喘功效强，对剧烈咳嗽、气喘导致的咳嗽性头痛也有缓解作用。

注意事项

本品发汗力较强，故表虚自汗及阴虚盗汗，喘咳由于肾不纳气的虚喘者均应慎用。本品能兴奋中枢神经，多汗、失眠患者慎用。

功用疗效

发汗散寒，宣肺平喘，利水消肿。用于风寒感冒，胸闷喘咳，风水浮肿。蜜麻黄润肺止咳，多用于表证已解，气喘咳嗽。

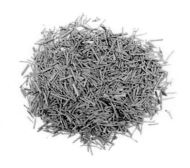

妙方良方

头痛发热（恶风无汗而喘）：麻黄9克，桂枝6克，炙甘草3克，杏仁10克，煎服发汗。

经典论述

1.《神农本草经》："主中风、伤寒头痛，温疟。发表出汗，去邪热气，止咳逆上气，除寒热，破坚积聚。"

2.《名医别录》："主五脏邪气缓急，风胁痛，字乳余疾。上好唾，通腠理，解肌，泄邪恶气，消赤黑斑毒。"

3.《药性论》："治身上毒风顽痹，皮肉不仁。"

4.《日华子本草》："通九窍，调血脉，御山岚瘴气。"

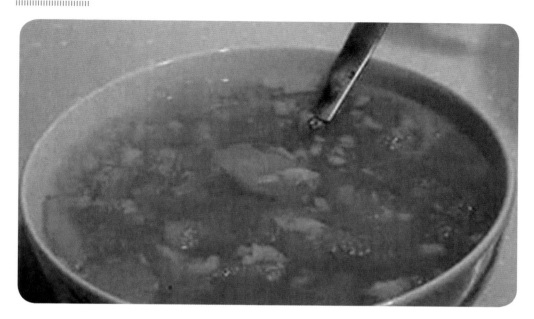

◆ 麻黄雪梨瘦肉汤

配　方：雪梨2个，麻黄8克，生姜适量，杏仁12克，瘦肉
200克，红枣5枚。

做　法：

1.雪梨洗净，切成块状，药材洗净、浸泡，瘦肉洗净切块。

2.将上面准备的食材入锅，加入适量的清水，大火烧开改用小
火煲2小时，然后放食用盐按自己的口味调味即可。

功　效：发汗散寒，宣肺平喘，利水消肿。

当归

补血活血止痛

别　　　　名	干归、云归、岷当归、马尾当归、马尾归、秦哪、西当归。
性 味 归 经	味甘、辛，性温；归肝、心、脾经。
用 法 用 量	内服：煎汤，6 ~ 12克；或入丸、散；或浸酒；或敷膏。

营养成分

挥发油、蔗糖、维生素 B_{12}、维生素 A 类物质、油酸、亚油酸、谷甾醇、亚叶酸、凝胶因子、生物素等。

缓解头痛原理

《本草汇编》中说，当归治头痛，酒煮服，取其浮而上也。当归能补血养血，可用于血虚生风的头痛，其又能活血散血，故尚可用于脉络瘀阻的瘀血头痛。

适用人群

身体免疫力低下、眩晕心悸、贫血患者适用。月经不调、痛经、崩漏、产后出血过多、恶露不尽者适用。虚寒腹痛、便秘者适用。风湿痹痛者适用。跌打损伤、疮疡患者适用。癌症患者适用。

功用疗效

补血活血，调经止痛，润肠通便。用于血虚萎黄，眩晕心悸，月经不调，经闭痛经，虚寒腹痛，肠燥便秘，风湿痹痛，跌扑损伤，痈疽疮疡。酒当归活血通经。用于经闭痛经，风湿痹痛，跌扑损伤。

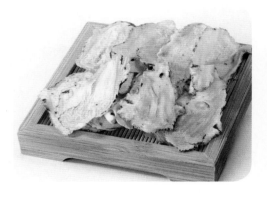

注意事项

当归畏葛蒲、海藻、紫参。湿阻中满、大便溏泄者慎服。

经典论述

1.《本草纲目》："治头痛，心腹诸痛，润肠胃筋骨皮肤。治痈疽，排脓止痛，和血补血。"

2.《神农本草经》："主咳逆上气，温疟寒热洗洗在皮肤中，妇人漏下，绝子，诸恶疮疡金疮，煮饮之。"

3.《日华子本草》："治一切风，一切血，补一切劳，破恶血，养新血及主癥癖。"

养生食谱

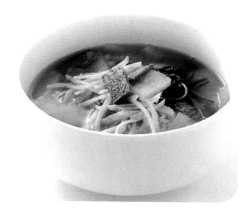

◆ 干姜当归烧羊肉

配 方： 羊肉 500 克，干姜 10 克，当归、生地黄各 15 克，食盐、糖、绍兴酒、酱油各适量。

做 法：

1.将羊肉用清水冲洗，洗去血水，切成块状，放入砂锅中。

2.放入当归、生地黄、干姜、酱油、食盐、糖、绍兴酒、酱油等调味料。加入适量清水，盖过材料即可，开大火煮沸，再改用小火煮至熟烂即可。

功 效： 养血，通脉，利尿，壮阳。

◆ 当归乌鸡汤

配 方： 乌骨鸡肉 250 克，盐 5 克，味精 3 克，酱油 2 毫升，油 5 克，当归 20 克，田七 8 克。

做 法：

1.把当归、田七用水洗干净，然后用刀剁碎。

2.把乌骨鸡肉用水洗干净，用刀剁成块，放入开水中煮 5 分钟，再取出过冷水。

3.把所有的材料放入炖锅中，加水，慢火炖 3 小时，最后调味即可。

功 效： 散瘀消肿，止血活血，止痛行气。

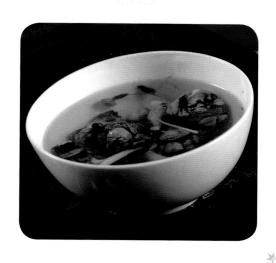

羌活

通畅血脉散湿寒

别　　　名 羌青、护羌使者、胡王使者、羌滑、退风使者、黑药。

性味归经 味辛、苦，性微温；归肾、膀胱经。

用法用量 3～10克，煎服。外用：适量。

营养成分

异欧前胡内酯、8-甲氧基异欧前胡内酯、5-羟基香柑素、香柑内酯、8-（3，3-二甲基烯丙基）-5去甲基香柑内酯、5-去甲基香柑醇等。

缓解头痛原理

《本草备要》中云："泄肝气，搜肝风，治风湿相搏，本经（太阳）头痛，督脉为病，脊强而厥，刚痉柔痉，中风不语，头炫目赤。"一方面，羌活能发散风寒、祛风止痛，用于感冒风寒，兼有头痛、身痛者；另一方面，羌活为祛风胜湿常用之品。

注意事项

阴虚血亏，气虚多汗者慎服。

功用疗效

祛风除湿，通痹止痛。用于风寒湿痹，腰膝疼痛，少阴伏风头痛，风寒挟湿头痛。

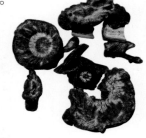

妙方良方

1. 太阳经头痛：防风0.4克，羌活0.6克，红豆2个。为末，鼻内搐之。（《玉机微义》）

2. 客寒犯脑，脑痛连齿，手足厥冷，口鼻气冷之证：羌活3克，附子、干姜各1.5克，炙甘草2.4克。水煎服。（《医学心悟》羌活附子汤）

经典论述

1. 《医学启源》："羌活，治肢节疼痛，手足太阳本经风药也。加川芎治足太阳、少阴头痛、透关利节，又治风湿。"

2. 《本草汇言》："羌活功能条达肢体，通畅血脉，攻彻邪气，发散风寒风湿。故疡证以之能排脓托毒，发溃生肌；目证以之治羞明隐涩，肿痛难开；风证以主治痿、痹、癫痫，麻痹厥逆。盖其体轻而不重，气清而不浊，味辛而能散，性行而不止，故上行于头，下行于足，遍达肢体，以清气分之邪也。"

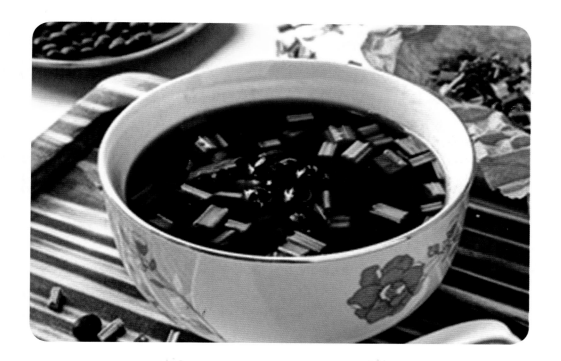

◆ 羌活黑豆米酒汤

配　方：羌活 10 克，黑豆 60 克，江米酒 30 毫升。

做　法：

1. 将黑豆泡发洗净，连泡发水一起加入砂锅；

2. 另加适量清水，放入羌活煮开；煮至黑豆熟烂，加江米酒调匀即可。

功　效：祛风止痛，通经络，活血。

第二节 中医有妙方——辨证治疗各种头痛

我国对头痛病认识很早，在殷商甲骨文就有"疾首"的记载，《黄帝内经》称本病为"脑风""首风"，《素问·风论》认为其病因乃外在风邪寒气犯于头脑而致。《素问·五脏生成》还提出"是以头痛巅疾，下虚上实"的病机。汉·《伤寒论》在太阳病、阳明病、少阳病、厥阴病篇章中较详细地论述了外感头痛病的辨证论治。隋朝《诸病源候论》已认识到"风痰相结，上冲于头"可致头痛。宋代《三因极一病证方论》对内伤头痛已有较充分的认识，认为"有气血食厥而疼者，有五脏气郁厥而疼者"。金元以后，对头痛病的认识日臻完善。《东垣十书》指出外感与内伤均可引起头痛，据病因和症状不同而有伤寒头痛、湿热头痛、偏头痛、真头痛、气虚头痛、血虚头痛、气血俱虚头痛、厥逆头痛等，还补充了太阴头痛和少阴头痛，从而为头痛分经用药创造了条件。《丹溪心法》认为头痛多因痰与火。《普济方》认为："气血俱虚，风邪伤于阳经，入于脑中，则令人头痛。"明代《古今医统大全·头痛大法分内外之因》对头痛病进行总结说："头痛自内而致者，气血痰饮、五脏气郁之病，东垣论气虚、血虚、痰厥头痛之类是也；自外而致者，风寒暑湿之病，仲景伤寒、东垣

六经之类是也。"另外，文献有头风之名，实际仍属头痛。正如《证治准绳·头痛》所说："医书多分头痛、头风为二门，然一病也，但有新久去留之分耳。浅而近者名头痛，其痛猝然而至，易于解散速安也；深而远者为头风，其痛作止不常，愈后遇触复发也。皆当验其邪所从来而治之。"

西医学中的偏头痛，还有国际上新分类的周期性偏头痛、紧张性头痛、丛集性头痛及慢性阵发性偏头痛等，凡符合头痛证候特征者均可参考本节辨证论治。

病因病机

1. 感受外邪。多因起居不慎，坐卧当风，感受风寒湿热等外邪上犯于头，清阳之气受阻，气血不畅，阻遏络道而发为头痛。外邪中以风邪为主，因风为阳邪，"伤于风者，上先受之"，"巅高之上，唯风可到"。但"风为百病之长""六淫之首"，常挟寒、湿、热邪上袭。

2. 若风挟寒，寒为阴邪伤阳，清阳受阻，寒凝血滞，络脉绌急而痛；若挟热邪，风热上炎，侵扰清空，气血逆乱而痛；若挟湿邪，湿性黏滞，湿蒙清阳，头为"清阳之府"，清阳不布，气血不畅而疼痛。外邪所致头痛，其

病机如《医碥·头痛》所说："六淫外邪，唯风寒湿三者最能郁遏阳气，火暑燥三者皆属热，受其热则汗泄，非有风寒湿袭之，不为害也。然热甚亦气壅脉满，而为痛矣。"

3. 情志郁怒。长期精神紧张忧郁，肝气郁结，肝失疏泄，络脉失于条达拘急而头痛；或平素性情暴逆，恼怒太过，气郁化火，日久肝阴被耗，肝阳失敛而上亢，气壅脉满，清阳受扰而头痛。

4. 饮食不节。素嗜肥甘厚味，暴饮暴食，或劳伤脾胃，以致脾阳不振，脾不能运化转输水津，聚而痰湿内生，以致清阳不升，浊阴下降，清窍为痰湿所蒙；或痰阻脑脉，痰瘀痹阻，气血不畅，均可致脑失清阳、精血失充，脉络失养而痛。如丹溪所言"头痛多主于痰"。饮食伤脾，气血化生不足，气血不足以充营脑海，亦为头痛之病因病机。

5. 内伤不足。先天禀赋不足，或劳欲伤肾，阴精耗损，或年老气血衰败，或久病不愈，产后、失血之后，营血亏损，气血不能上营于脑，髓海不充则可致头痛。此外，外伤跌扑，或久病入络则络行不畅，血瘀气滞，脉络失养而易致头痛。头为神明之府，"诸阳之会"，"脑为髓海"，五脏精华之血，六腑清阳之气皆能上注于头，即头与五脏六腑之阴精、阳气密切相关，凡能影响脏腑之精血、阳气的因素皆可成为头痛的病因，归纳起来不外乎外感与内伤两类。病位虽在头，但与肝、脾、肾密切相关。风、火、痰、瘀、虚为致病之主要因素。邪阻脉络，清窍不利；精血不足，脑失所养，为头痛之基本病机。

临床表现

患者自觉头部包括前额、额颞、顶枕等部位疼痛，为本病的证候特征。按部位中医有在太阳、阳明、少阳，或在太阴、厥阴、少阴，或痛及全头的不同，但以偏头痛者居多。按头痛的性质有掣痛、跳痛、灼痛、胀痛、重痛、头痛如裂或空痛、隐痛、昏痛等。按头痛发病方式，有突然发作，有缓慢而病。疼痛时间有持续疼痛，痛无休止，有痛势绵绵，时作时止。根据病因，还有相应的伴发症状。

诊断

1. 以头痛为主症，表现为前额、额颞、巅顶、顶枕部甚至全头部疼痛，头痛性质或为跳痛、刺痛、胀痛、昏痛、隐痛、空痛。可以突然发作，可以反复发作。疼痛持续时间可以数分钟、数小时、数天或数周不等。

2. 有外感、内伤引起头痛的因素，或有反复发作的病史。

3. 检查血常规、测血压，必要时做脑脊液、脑血流图、脑电图检查，有条件时做经颅多普勒、颅脑 CT 和

MRI 检查，有助于排除器质性疾病，明确诊断。

【鉴别诊断】

1.类中风 类中风病多见于 45 岁以上，眩晕反复发作，头痛突然加重时，常兼半身肢体活动不灵，或舌謇语涩。

2.真头痛 真头痛多呈突然剧烈头痛，常表现为持续痛而阵发加重，甚至伴喷射样呕吐、肢厥、抽搐等。

辨证要点

辨外感内伤。可根据起病方式、病程长短、疼痛性质等特点进行辨证。外感头痛，一般发病较急，病势较剧，多表现掣痛、跳痛、胀痛、重痛、痛无休止，每因外邪所致。内伤头痛，一般起病缓慢，痛势较缓，多表现隐痛、空痛、昏痛、痛势悠悠，遇劳则剧，时作时止。

辨疼痛性质。辨疼痛性质有助于分析病因。掣痛、跳痛多为阳亢、火热所致；重痛多为痰湿；冷感而刺痛，为寒厥；刺痛固定，常为瘀血；痛而胀者，多为阳亢；隐痛绵绵或空痛者，多精血亏虚；痛而昏晕者，多气血不足。

辨疼痛部位。辨疼痛部位有助于分析病因及脏腑经络。一般气血、肝肾阴虚者，多以全头作痛；阳亢者痛在枕部，多连颈肌；寒厥者痛在巅顶；肝火者痛在两颞。就经络而言，前部为阳明经，后部为太阳经，两侧为少阳经，巅顶为厥阴经。

辨诱发因素因劳倦而发，多为内伤，气血阴精不足；因气候变化而发，常为寒湿所致；因情志波动而加重，与肝火有关；因饮酒或暴食而加重，多为阳亢；外伤之后而痛，应属瘀血。

治疗原则

头痛的治疗"须分内外虚实"（《医碥·头痛》），外感所致属实，治疗当以祛邪活络为主，视其邪气性质之不同，分别采用祛风、散寒、化湿、清热等法，外感以风为主，故强调风药的使用。内伤所致多虚，治疗以补虚为要，视其所虚，分别采用益气升清、滋阴养血、益肾填精，若因风阳上亢则治以息风潜阳，因痰瘀阻络又当化痰活血为法。虚实夹杂，扶正祛邪并举。

风热证

症状：起病急，头呈胀痛，甚则头痛如裂，发热或恶风，口渴欲饮，面红目赤，便秘溲黄，舌红苔黄，脉浮数。

治法：疏风清热。

芎芷石膏汤

——（《医宗金鉴》）

【组成】川芎、白芷、藁本、羌活、菊花各 10 克，石膏 30 克。

【用法】水煎服。

【功用】疏风散寒。主治头痛眩晕，头风盛时发作，日久不愈；外感风热头痛。

方中以川芎、白芷、菊花、石膏为主药，以疏风清热。川芎、白芷、羌活、藁本善止头痛，但偏于辛温，故伍以菊花、石膏校正其温性，变辛温为辛凉，疏风清热而止头痛。

应用时若风热较甚者，可去羌活、藁本，改用黄芩、栀子、薄荷辛凉清解。发热甚，加金银花、连翘清热解毒。若热盛津伤，症见舌红少津，可加知母、石斛、天花粉清热生津。若大便秘结，口鼻生疮，腑气不通者，可合用黄连上清丸，苦寒降火，通腑泄热。

黄连上清丸

——（《中华人民共和国药典》2010 版第一部）

【组成】黄连 10 克，旋覆花 20 克，防风、薄荷、川芎、石膏、黄柏（酒炒）、甘草各 40 克，荆芥穗、白芷、黄芩、桔梗、连翘、姜制栀子、炒蔓荆子各 80 克，菊花 160 克，酒大黄 320 克。

【用法】依法制为大蜜丸，丸重 9 克，每服 1 ~ 2 丸，每日 2 次；水丸或水蜜丸，1 次服 3 ~ 6 克，每日 2 次。

【功用】散风清热，泻火止痛。主治上焦风热，头昏脑胀，牙龈肿痛，口舌生疮，咽喉红肿，耳痛耳鸣，暴发火眼，大便干燥，小便黄赤。

★黄连　★旋覆花　★防风

【按语】方中黄连、黄芩、黄柏、石膏清热泻火，共为君药；栀子、大黄功专清热，并引热从二便而出，连翘、菊花、荆芥穗、白芷、蔓荆子、川芎、防风、薄荷能疏散头面风热，清解热毒，共为臣药；佐以旋覆花降逆和中；桔梗宣肺气，利咽喉，引药上行，甘草调和诸药，用为使药。诸药合用，有疏风清热解毒之效。

葛根汤

——（张仲景 《伤寒论》）

【组成】葛根 12 克，麻黄、生姜各 9 克，桂枝、炙甘草、芍药各 6 克，大枣 12 枚。

【用法】水煎服。

【功用】发汗解表，升津舒经。主治外感风寒表实，恶寒发热，头痛，无汗身痛，项背拘急疼痛等。

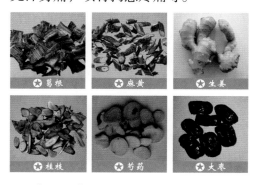

★葛根　★麻黄　★生姜
★桂枝　★芍药　★大枣

【按语】热烦渴，加石膏；表邪犯胃呕逆者，加半夏；咽痛痰黏，加桔梗；头痛剧者，加藁本、蔓荆子；口眼㖞斜，加地龙、川芎、木瓜；伴风疹者，加防风、川芎、蝉蜕。

风寒证

症状：头痛起病较急，其痛如破，痛连项背，恶风畏寒，口不渴，苔薄白，脉多浮紧。

治法：疏风散寒。

川芎茶调散

——（《太平惠民和剂局方》）

【组成】川芎、荆芥、薄荷各 12 克，白芷、羌活、炙甘草各 6 克，防风 4.5 克，细辛 3 克。

【用法】以上药共为细末，每次服 6 克，清茶调下；亦作汤剂，用量按原方比例酌定。

【功用】疏风止痛。主治风邪头痛，或有恶寒，发热，鼻塞。

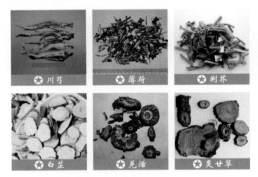

【按语】方中川芎、羌活、白芷、细辛发散风寒，通络止痛，其中川芎可行血中之气，祛血中之风，上行头目，为外感头痛要药；薄荷、荆芥、防风上行升散，助芎、羌、芷、辛疏风止痛；茶水调服，协调诸风药温燥之性，共成疏风散寒，通络止痛之功。

若鼻塞流清涕，加苍耳、辛夷散寒通窍。项背强痛，加葛根疏风解肌。呕恶苔腻，加藿香、半夏和胃降逆。巅顶痛加藁本祛风止痛，若巅顶痛甚，干呕，吐涎，甚则四肢厥冷，苔白，脉弦，为寒犯厥阴，治当温散厥阴寒邪，方用吴茱萸汤加半夏、藁本、川芎之类，以吴茱萸暖肝温胃，人参、姜、枣助阳补土，使阴寒不得上干，全方协同以收温散降逆之功。

麻黄附子细辛汤

——（《伤寒论》）

【组成】麻黄 6 克，细辛 3 克，附子（炮）9 克。

【用法】水煎服。

【功用】温经解表。

【按语】方中麻黄辛温，发汗解表为君药。附子辛热，温肾助阳，为臣药。二药配合，相辅相成，为助阳解表的常用组合。细辛归肺肾二经，方香气浓，性善走窜，通彻表里，既能祛风散寒，助麻黄解表，又可鼓动肾中真阳之气，协助附子温里，为佐药。三药合用，补散兼施，是表散外感风寒之邪，温补在里之阳气。

吴茱萸汤

——（《伤寒论》）

【组成】吴茱萸9克，生姜18克，人参9克，大枣12枚。

【用法】上四味，以水1升，煮取400毫升，去滓，温服100毫升，日服3次。

【功用】温中补虚，降逆止呕。临床常用于治疗慢性胃炎、妊娠呕吐、神经性呕吐、神经性头痛、耳源性眩晕等属肝胃虚寒者。

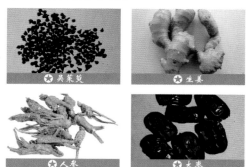

★吴茱萸　★生姜　★人参　★大枣

【按语】方中吴茱萸味辛苦而性热，既能温胃暖肝祛寒，又能和胃降逆止呕，为君药；生姜温胃散寒，降逆止呕，为臣药；人参益气健脾，为佐药；大枣甘平，合人参益脾气，为使药。温中与降逆并施，寓补益于温降之中，共奏温中补虚，降逆止呕之效。

若呕吐较甚者，加半夏、陈皮、砂仁以增强和胃止呕之功；头痛较甚者，加川芎以加强止痛之功；肝胃虚寒重证，加干姜、小茴香温里祛寒。

风湿证

症状：头痛如裹，肢体困重，胸闷纳呆，小便不利，大便或溏，苔白腻，脉濡。

治法：祛风胜湿。

羌活胜湿汤

——（李杲《脾胃论》）

【组成】羌活、独活各6克，藁本、防风、甘草（炙）各3克，蔓荆子2克，川芎1.5克。

【用法】作汤剂，水煎服。

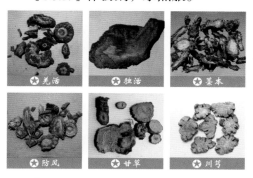

★羌活　★独活　★藁本　★防风　★甘草　★川芎

【功用】祛风，胜湿，止痛。

【按语】该方治湿气在表，真头痛头重证。因湿邪在表，故以羌活、独活、防风、川芎、藁本、蔓荆子等祛风以胜湿，湿去表解，清阳之气得布，则头痛身困可解；甘草助诸药辛甘发散，并调和诸药。

若湿浊中阻，症见胸闷纳呆、便溏，可加苍术、厚朴、陈皮等燥湿宽中。若恶心呕吐者，可加生姜、半夏、藿香等芳香化浊，降逆止呕。若见身热汗出不畅，胸闷口渴者，为暑湿所致,宜清暑化湿,用黄连香薷饮加藿香、佩兰等。

肝阳证

症状:头胀痛而眩,心烦易怒,面赤口苦,或兼耳鸣胁痛,夜眠不宁,舌红苔薄黄,脉弦有力。

治法:平肝潜阳。

天麻钩藤饮

——(胡光慈 《中医内科杂病证治新义》)

【组成】天麻、栀子、黄芩、杜仲、益母草、桑寄生、夜交藤、朱茯神各9克,钩藤、川牛膝12克,生决明18克。

【用法】水煎,分2~3次服。

【功用】平肝息风,清热活血,补益肝肾。

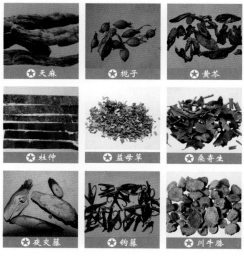

★天麻　★栀子　★黄芩

★杜仲　★益母草　★桑寄生

★夜交藤　★钩藤　★川牛膝

【按语】本方重在平肝潜阳息风,对肝阳上亢,甚至肝风内动所致的头痛证均可获效。方用天麻、钩藤、石决明以平肝潜阳;黄芩、栀子清肝火;牛膝、杜仲、桑寄生补肝肾;夜交藤、茯神养心安神,临床应用时可再加龙骨、牡蛎以增强重镇潜阳之力。

若见肝肾阴虚,症见朝轻暮重,或遇劳加重,脉弦细,舌红苔薄少津者,酌加生地黄、何首乌、女贞子、枸杞子、旱莲草等滋养肝肾。若头痛甚,口苦,胁痛,肝火偏旺者,加郁金、龙胆草、夏枯草以清肝泻火,火热较甚,亦可用龙胆泻肝汤清降肝火。

养血平肝汤

——(关幼波 《名医名方录》)

【组成】首乌藤30克,旋覆花、生赭石、生石膏、当归、杭白芍、川芎、生地黄、杭菊花、木瓜、香附、甘草各10克。

【用法】每日1剂,水煎分2次服。

【功用】养血平肝,散风止痛。主治内伤性头痛疗效显著,对久治不愈的顽固性头痛、紧张性头痛、脑血管扩张性头痛、三叉神经痛及脑震荡后遗症头痛等。

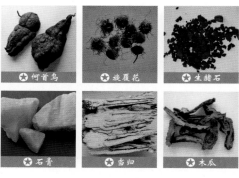

★何首乌　★旋覆花　★生赭石

★石膏　★当归　★木瓜

【按语】顽固性头痛多以头痛时作

时止，缠绵日久，经过各种治疗收效不大而名之。其病机主要是虚、滞、痰、瘀。故以补血而又活血的四物汤为主，取旋覆代赭汤主药旋覆花、代赭石以平肝、降逆、疏气、化痰；佐以酸涩而温的木瓜调和肝脾，且与白芍、甘草同伍，酸甘化阴，育阴缓急止痛；方中加入生石膏旨在有热可清，无热可平可降，与四物汤配伍相反相成；另遣香附行气解郁，配川芎气血双调；用首乌藤以养阴安神；菊花清肝平肝。共奏养血平肝，活血化痰之效。

血脉壅滞明显而见刺痛者，加红花 10 克，通血脉清瘀滞；面红目赤昏花等肝火较旺者，加钩藤 30 克，配合杭菊、旋覆花以清利头目；若腰膝酸软加续断、枸杞子、牛膝各 10 克补肾气；阴虚明显见五心烦热。口干者，加北沙参 30 克、石斛 10 克，以滋养阴液。

普济消毒饮

——（李杲 《东垣试效方》）

【组成】黄芩、黄连各 15 克，陈皮、玄参、桔梗、甘草、柴胡各 6 克，牛蒡子、连翘、薄荷、马勃、板蓝根各 3 克，僵蚕、升麻各 2 克。

【用法】水煎服。

【功用】清热解毒，疏风散邪。

【按语】方中重用黄连、黄芩清热泻火，祛上焦头面热毒。以牛蒡子、连翘、薄荷、僵蚕辛凉疏散头面风热。玄参、马勃、板蓝根有加强清热解毒之功；配甘草、桔梗以清利咽喉；陈皮理气疏壅，以散邪热郁结。升麻、柴胡疏散风热。诸药配伍，共收清热解毒，疏散风热之功。

若红肿硬结甚，加生地黄、赤芍、天花粉清热消肿；高热抽搐加钩藤清肝息风。

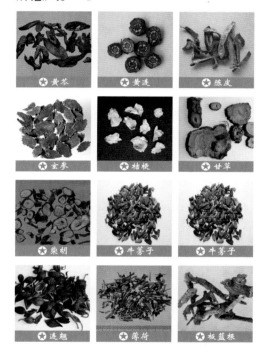

★ 黄芩　★ 黄连　★ 陈皮
★ 玄参　★ 桔梗　★ 甘草
★ 柴胡　★ 牛蒡子　★ 牛蒡子
★ 连翘　★ 薄荷　★ 板蓝根

肾虚证

症状：头痛而空，每兼眩晕耳鸣，腰膝酸软，遗精，带下，少寐健忘，舌红少苔，脉沉细无力。

治法：滋阴补肾。

大补元煎

——（《景岳全书》）

【组成】熟地黄 9 克，人参、炒山药、杜仲、当归、枸杞子各 6 克，山茱萸、炙甘草各 3 克。

【用法】用水 400 毫升，煎至 280毫升，空腹时温服。

【功用】救本培元，大补气血。

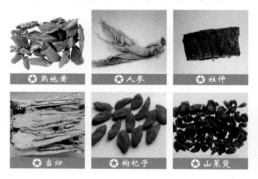

★熟地黄　　★人参　　★杜仲

★当归　　★枸杞子　　★山茱萸

【按语】本方重在滋补肾阴，以熟地黄、山茱萸、山药、枸杞子滋补肝肾之阴；人参、当归气血双补；杜仲益肾强腰。

腰膝酸软，可加续断、怀牛膝以壮腰膝。遗精、带下，加莲须、芡实、金樱子收敛固涩。待病情好转，可常服杞菊地黄丸或六味地黄丸补肾阴、潜肝阳以巩固疗效。

若头痛畏寒，面白，四肢不温，舌淡，脉沉细而缓，证属肾阳不足，可用右归丸温补肾阳，填精补髓。若兼见外感寒邪者，可投麻黄附子细辛汤散寒温里，表里兼治。

气血虚证

症状：头痛而晕，遇劳加重，面色少华，心悸不宁，自汗，气短，畏风，神疲乏力，舌淡苔薄白，脉沉细而弱。

治法：气血双补。

八珍汤

——（萨迁 《瑞竹堂经验方》）

【组成】人参、白术、白茯苓、当归、川芎、白芍、熟地黄、甘草（炙）各 15 克。

【用法】加生姜 5 片，大枣 1 枚，水煎服。

【功用】益气补血。

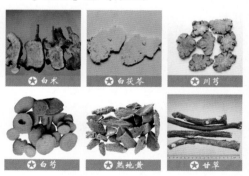

★白术　　★白茯苓　　★川芎

★白芍　　★熟地黄　　★甘草

【按语】本方是治疗气血两虚证的常用方。方中以四君健脾补中而益气，又以四物补肾而养血。当加菊花、蔓荆子入肝经，清头明目以治标，标本俱治，可提高疗效。

四物汤

——（蔺道人 《仙授理伤续断
秘方》）

【组成】熟地黄 12 克，当归、白
芍各 9 克，川芎 6 克。

【用法】水煎服。

【功用】补血和血。

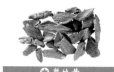
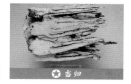

★熟地黄　　★当归

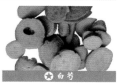
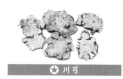

★白芍　　★川芎

【按语】四物汤配方非常合理，以
熟地黄、白芍阴柔补血之品（血中血药）
与辛香的当归、川芎（血中气药）相配，
动静结合，补血而不滞血，活血而不
伤血。

血虚有寒者，加肉桂、炮姜以温
阳散寒，温通血脉；血虚兼热者，可
加牡丹皮、黄芩以清热凉血；血虚气
滞之痛经，可加入香附、延胡索以加
强调经的功效；兼气虚者，可加党参、
黄芪、白术以补气生血；兼有瘀血者，
可加丹参、桃仁、红花以活血化瘀。

痰浊证

症状：头痛昏蒙，胸脘满闷，呕
恶痰涎，苔白腻，或舌胖大有齿痕，
脉滑或弦滑。

治法：健脾化痰，降逆止痛。

半夏白术天麻汤

——（程国彭 《医学心悟》）

【组成】半夏 9 克，白术 15 克，天
麻、茯苓、橘红各 6 克，甘草 3 克。

【用法】加生姜 1 片，大枣 2 枚，
水煎服。

【功用】燥湿化痰，平肝息风。

★法半夏　　★白术　　★天麻

★茯苓皮　　★橘红　　★甘草

【按语】本方具有健脾化痰，降逆
止呕，平肝息风之功。以半夏、生白术、
茯苓、陈皮、生姜健脾化痰、降逆止呕，
令痰浊去则清阳升而头痛减；天麻平
肝息风，为治头痛、眩晕之要药。

并可加厚朴、蔓荆子、白蒺藜运
脾燥湿，祛风止痛。若痰郁化热显著者，
可加竹茹、枳实、黄芩清热燥湿。

瘀血证

症状：头痛经久不愈，其痛如刺，入夜尤甚，固定不移，或头部有外伤史，舌紫或有瘀斑、瘀点，苔薄白，脉沉细或细涩。

治法：活血通窍止痛。

通窍活血汤

——（王清任 《医林改错》）

【组成】桃仁、红花各9克，红枣5克，赤芍、川芎、老葱各3克，麝香0.15克，黄酒250毫升。

【用法】水煎去渣，麝香研末冲服。

【功用】活血通窍。

★桃仁　　★红花　　★红枣

【按语】方中麝香、生姜、葱白温通窍络；桃仁、红花、川芎、赤芍活血化瘀；大枣一味甘缓扶正，防化瘀伤正。

可酌加郁金、石菖蒲、细辛、白芷以理气宣窍，温经通络。头痛甚者，可加全蝎、蜈蚣、地鳖虫等虫类药以收逐风邪，活络止痛。久病气血不足，可加黄芪、当归以助活络化瘀之力。

第四章

穴位理疗——一穴制胜治头痛

第一节 治疗头痛的头部特效穴

印堂穴

清头明目通鼻窍

印堂穴是人体经外奇穴,《达摩秘功》中将此穴也列为"回春法"之一,可见其重要地位。印堂穴位于督脉之上,且督脉与任脉相通,而任督二脉对十二经脉起着维系与沟通作用。因此,刺激印堂穴不但能治头部诸症,且能通调十二经脉之气,对全身均起着调整作用。

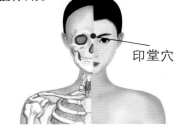

印堂穴

【定位】

在人体前额部,当两眉头间连线与前正中线之交点处。

【主治】

头痛,眩晕,失眠,结膜炎,睑缘炎,鼻炎,额窦炎,鼻出血,面神经麻痹,三叉神经痛,子痫,高血压,小儿惊风等。

【功效】

清头明目,通鼻开窍。

【日常保健】

» 按摩

取坐位或仰卧位,用中指或拇指指腹按住印堂穴,做上下推的动作,先向上推至发际 10 ~ 20 次后,再向下推至鼻梁 10 ~ 20 次。经常指推此穴可改善头痛、眩晕、烦躁等症。

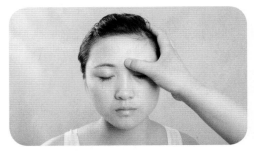

» 艾灸

采用温和灸法。每日灸 1 次,每次灸 5 ~ 15 分钟,一般 10 天为一疗程。可有效缓解头痛、眩晕、耳鸣等症。

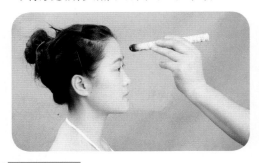

【配伍】

» 印堂+百会

二穴配伍,具有通阳散寒、醒脑开窍的作用,可用于治疗偏、正头痛。

太阳穴

醒脑止痛消疲劳

太阳穴在中医经络学上被称为经外奇穴,《达摩秘方》中将按揉此穴列为"回春法",刺激太阳穴可促使大脑血液循环加快,防治脑动脉硬化,起到振奋精神、止痛醒脑的作用,能够快速有效地缓解脑部疲劳、头昏脑胀,可用于治疗高血压性头痛和眼源性头痛。

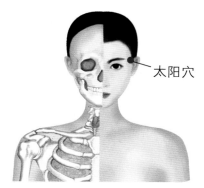

太阳穴

【定位】

在颞部,当眉梢与目外眦之间,向后约1横指的凹陷处。

【主治】

偏正头痛,目赤肿痛,目眩,目涩,牙痛,三叉神经痛。

【功效】

清肝明目,通络止痛。

【日常保健】

» 按摩

用双手食指或中指螺纹面分别按于两侧太阳穴,顺时针方向按揉2分钟,以局部有酸胀感为佳。如需要较大范围或力量较重的按揉,可以用两手的鱼际部代替手指。经常按揉此穴,有改善视力、头痛、头晕等作用。

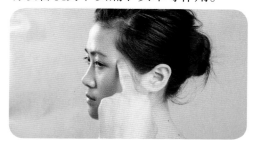

» 艾灸

用温和灸灸太阳穴,每日灸1次,每次灸3～5分钟,灸至皮肤产生红晕为止。经常艾灸此穴,可治疗头痛、头晕等病症。

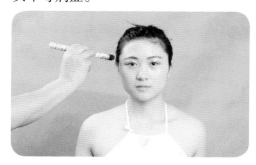

【配伍】

» 太阳+通里+风池

三穴配伍,有清肝明目、通经活络的作用,主治头晕目眩、眼花等症。

阳白穴

◆ 疏风清热清头目

阳，阴阳之阳；白，明亮清白。是足少阳胆经的常用俞穴之一，该穴名意指胆经的湿冷水气在此吸热后胀散。阳明头痛即前额痛，取阳白穴可疏通局部经络气血，缓解头痛。现代研究表明，其对眼源性头痛、目痛有较好的疗效。

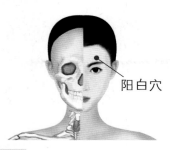

阳白穴

【定位】

在前额部，当瞳孔直上，眉上1寸。

【主治】

头痛，目眩，目痛，外眦疼痛，雀目。

【功效】

疏风清热，清头明目。

【日常保健】

» 按摩

用中指或拇指点按阳白穴100～200次，由轻至重，再慢慢放开，速度缓和，不要太快。长期坚持可治

疗前额痛、目眩等症。

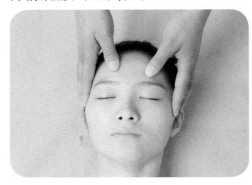

» 艾灸

用艾条温和灸灸阳白穴，每日灸1次，每次灸3～5分钟，灸至皮肤产生红晕为止。经常艾灸此穴，可治疗头痛、头晕等病症。

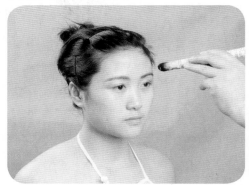

【配伍】

» 阳白+太阳+风池穴+外关穴

四穴配伍，具有祛风止痛的作用，主要用于治疗偏头痛。

» 阳白+鱼腰+睛明

三穴配伍，具有清热止痛的作用，主要用于治疗高血压，目赤肿痛，视物昏花，上睑下垂等症。

丝竹空穴

散风止痛清头目

丝竹，古指管、弦乐器，此指气血的运行有如声音飘然而至；空，空虚。丝竹穴名意指穴外天部的寒湿水气由此汇入三焦经后冷降归地。本穴为三焦经终点之穴，具有疏风清热、明目安神的功效，对于偏头痛有良好的治疗效果。

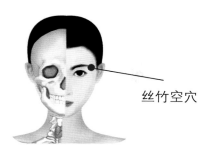

丝竹空穴

【定位】

在面部，当眉梢凹陷处。

【主治】

头痛，目眩，目赤痛，眼睑跳动，齿痛，癫痫。

【功效】

清头明目，散风止痛。

日常保健

» 按摩

用手指持续按摩1分钟左右，感觉眼睛酸胀即可，能有效地改善眼部疲劳。

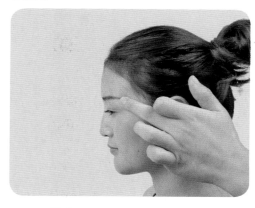

» 艾灸

艾条灸5～10分钟，以感到施灸处温热、舒适为度。

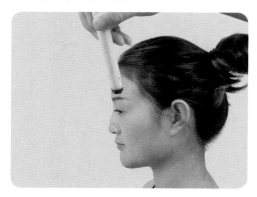

【配伍】

» 丝竹空+合谷+外关

三穴配伍，具有清头散风的作用，主要用于治疗偏头痛等。

» 丝竹空+足通谷+太冲

三穴配伍，具有疏肝理气、清火宁神的作用，主要用于缓解癫痫引致的头痛晕眩。

上星穴

清热利窍醒神脑

上，上行；星，指穴内的上行气血如星点般细小。为督脉经穴，该穴名意指督脉气血在此吸热后缓慢上蒸升。刺激上星穴可疏经活络、通行气血，使头部经络之气"通而不痛"。特别是经络气血瘀滞不通所致的前额头痛，以局部取穴原则，刺激上星穴有很好的缓解作用。

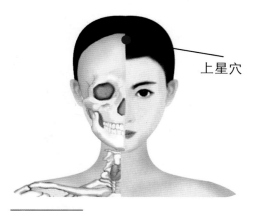

上星穴

【定位】

在头部，当前发际正中直上 1 寸。

【主治】

头痛，眩晕，目赤肿痛，迎风流泪，面赤肿，鼻渊，鼻衄，鼻痔，鼻痈，癫狂，痫证，小儿惊风，疟疾，热病。

【功效】

清热利窍，醒神清脑，升阳益气。

日常保健

» 按摩

用拇指点按上星穴 100 ~ 200 次，由轻至重，长期坚持可治疗前额痛、目眩等症。

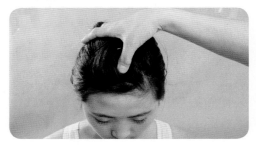

» 艾灸

艾炷灸或温针灸 3 ~ 5 壮；艾条灸 10 ~ 20 分钟。经常艾灸此穴，可治疗头痛、头晕等病症。

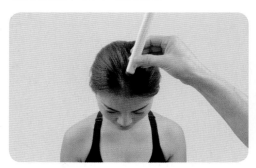

【配伍】

» 上星+合谷+太冲

三穴配伍，具有清热利窍的作用，主要用于治疗头目疼痛不适。

» 上星+印堂+百会

三穴配伍，具有散风清热、通窍止痛的作用，主要用于治疗头痛。

百会穴

·━──➤ 醒脑开窍安神志

头为诸阳之会，百脉之宗，而百会穴则为各经脉气会聚之处。穴性属阳，又于阳中寓阴，故能通达阴阳脉络，连贯周身经穴，对于调节机体的阴阳平衡起着重要的作用。经常刺激百会穴可疏经活络、通行气血，使头部经络之气"通则不痛"。

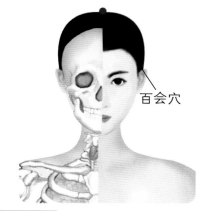

百会穴

【定位】

在头部，当前发际正中直上 5 寸，或两耳尖连线中点处。

【主治】

头痛，眩晕，高血压，惊悸，健忘，尸厥，中风不语，癫狂，痫证，癔症，耳鸣，鼻塞，脱肛，痔疾，阴挺，泄泻。

【功效】

醒脑开窍，安神定志，升阳举陷。

日常保健

» 按摩

用手掌按摩头顶中央的百会穴，每次按顺时针方向和逆时针方向各按摩 50 圈，每日 2 ~ 3 次。坚持按摩，可提神醒脑，防止脱发、头顶痛、中风失语、头昏头痛、神经衰弱等。

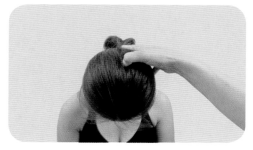

» 温灸

艾条温和灸灸 3 ~ 5 分钟，每日灸 1 次，可改善头顶痛、头昏头痛、失眠、阳气不足、神经衰弱等疾病。

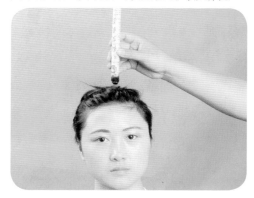

【配伍】

» 百会+丰隆+足三里

三穴配伍可以调节脏腑气机，改善身重乏力、头晕头痛的症状。

头维穴

祛风泻火兼止痛

头，穴所在部位，亦指穴内物质所调节的人体部位为头；维，维持、维系之意。该穴名意指本穴的气血物质有维持头部正常秩序的作用。头维穴为足阳明胃经在头角部的俞穴，是足阳明胃经与足少阳胆经、阳维脉之交会穴。刺激头维穴可以改善头部血液循环，减轻头痛症状。

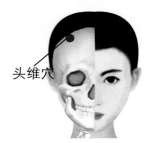

头维穴

【定位】

在头侧部，当额角发际上 0.5 寸，头正中线旁 4.5 寸。

【主治】

头痛，目眩，口痛，流泪，眼睑瞤动。

【功效】

祛风泄火，止痛明目。

【日常保健】

» 按摩

用双手拇指按压头维穴，自下向上按摩 1 分钟，再自下向上按摩 1 分钟。然后用双侧掌根按压住两侧头维穴后缓缓揉动，对眉棱骨痛和头痛如裹都有效。

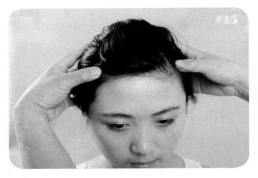

» 艾灸

温针灸 3 ~ 5 壮，艾条灸 5 ~ 10 分钟。可治疗视物不明、偏头痛等症。

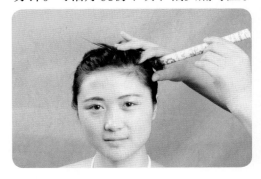

【配伍】

» 头维+合谷+风池

三穴配伍，有通络镇痛的作用，主治偏头痛、眼痛。

» 头维+百会+角孙

三穴配伍，具有清泄风热的作用，主要用于治疗血管性头痛、偏头痛等症。

风池穴

祛风解毒通官窍

风池最早见于《灵枢·热病》篇，在《谈谈穴位的命名》中这样说："风为阳邪，其性轻扬，头顶之上，唯风可到，风池穴在颞颥后发际线者中，手少阴、阳维之会，主中风偏枯，少阳头痛，乃风邪蓄积之所，故名风池。"经常刺激该穴可改善头部血液循环、脑供氧，内外风邪引发的头痛均有治疗效果，以及高血压性头痛，眼源性头痛等。

风池穴

【定位】

在项部，当枕骨之下，与风府相平，胸锁乳突肌与斜方肌上端之间的凹陷处。

【主治】

头痛，眩晕，颈项强痛，目赤痛，目泪出，鼻渊，鼻衄，耳聋，气闭，中风，口眼㖞斜，疟疾，热病，感冒，瘿气。

【功效】

平肝息风，祛风解毒，通利官窍。

日常保健

» 按摩

揉捏风池穴处半分钟左右，以有酸胀感为佳。经常揉捏可改善头晕、面部烘热、耳中鸣响、头痛发热、颈项强痛等。

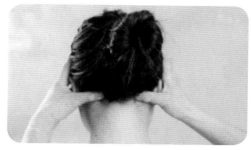

» 艾灸

宜采用艾条温和灸。每日灸 1 次，每次灸 5 ~ 10 分钟。可有效缓解头痛、眩晕、颈项强痛、目赤痛等症。

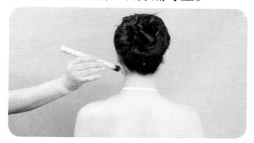

【配伍】

» 风池+合谷+太阳

三穴配伍，具有祛风活络、止痛的作用，主要用于治疗偏、正头痛。

» 风池+后溪+昆仑

三穴配伍，具有疏风泄热、活络止痛的作用，主要用于治疗后头痛。

风府穴

散风息风关开窍

风府穴属奇经八脉之督脉。"六淫"之中，以风邪为首，所谓风为百病之长。在人体当中很多地方容易遭受风的袭击，如风府、风池、风门、翳风等等，这些地方基本都是风邪的藏身之所，尤以风府为最，但治疗和风有关的疾病，也是首选此穴。刺激该穴能疏散风邪，改善脑供血，对于风寒、风热、风湿散邪引起的头痛不适都能起到缓解的作用。

【定位】

在项部，当后发际正中直上 1 寸，枕外隆凸直下，两侧斜方肌之间凹陷处。

风府穴

【主治】

癫狂，痫证，癔症，中风不语，悲恐惊悸，半身不遂，眩晕，颈项强痛，咽喉肿痛，目痛，鼻衄。

【功效】

散风息风，通关开窍。

日常保健

» 按摩

按摩风府穴治疗的就是后脑勺痛和前额疼痛。按摩时左手扶住前额，右手拇指点按风府穴，其余四指固定住头部，按摩时要稍微用力，能感觉到有股热流窜向前额，每次点按 30 ~ 50 次。按摩风府穴可以改善大脑血液循环，可有效缓解头晕、头痛、高脂血症、高血压病、颈项强痛等病症。

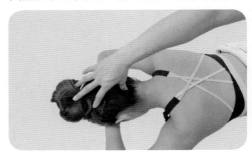

» 刮痧

用刮痧板角部呈 45°角刮拭风府穴 1 ~ 2 分钟，以皮肤有酸胀感为佳。每天刮拭 1 次，可治疗头痛、颈项强、眩晕等症状。

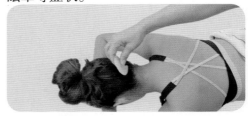

【配伍】

» 风府+百会+太阳

三穴配伍，具有疏风通络止痛的作用，主要用于治疗外感头痛不适，项背强硬等症。

» 风府+昆仑

两穴配伍，具有理气解郁、畅达气机的功效，可以防治癫狂。

天柱穴

疏风止痛又利鼻

天，指上部，人体头部；柱，楹意，指支柱，喻人体之颈项。该穴位于项部斜方肌起始部，天柱骨（颈椎骨）上端，支撑头颅，意示擎天之柱而名。该穴道是治疗头部、颈部、脊椎以及神经类疾病的首选穴之一。经常刺激该穴可缓解头部疾患、促进头部血液循环、改善头痛。

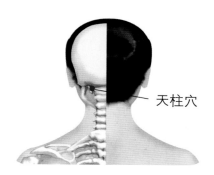

天柱穴

【定位】

在项部大筋（斜方肌）外缘之后发际凹陷中，约当后发际正中旁开 1.3 寸。

【主治】

头痛，项强，鼻塞，癫狂痫，肩背病，热病。

【功效】

疏风解表，利鼻止痛。

日常保健

» 按摩

用拇指指腹按揉天柱穴 100 ～ 200 次，每天坚持，可缓解头痛等。

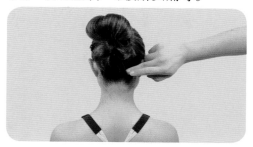

» 艾灸

艾炷灸或温针灸 2 ～ 3 壮；艾条灸 5 ～ 10 分钟。每天 1 次，可治疗头痛、鼻塞、肩背痛等疾病。

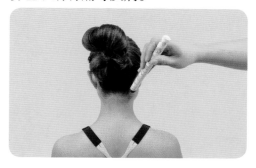

【配伍】

» 天柱+列缺+后溪

三穴配伍，具有舒筋通络的作用，主治高血压、头痛、项强。

» 天柱+曲池+风池

三穴配伍，具有疏风泄热、通络止痛的作用，主要用于治疗各种热性头痛。

哑门穴

❁—❀ 疏风通络又醒脑

哑，发不出声，此指阳气在此开始衰败；门，出入的门户。该穴属督脉，系督脉与阳维脉之会穴。具有疏风通络、开窍醒脑的功效，对于头后枕部疼痛，包括落枕、颈椎痛引起的疼痛在内，可起到缓解作用。

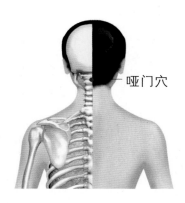

哑门穴

【定位】

在项部，当后发际正中直上 0.5 寸，第 1 颈椎下。

【主治】

舌缓不语，音哑，头重，头痛，颈项强急，脊强反折，中风尸厥，癫狂，痫证，瘛症，衄血，重舌，呕吐。

【功效】

疏风通络，开窍醒脑。

【日常保健】

» 按摩

用拇指指腹按揉天柱穴 100 ~ 200 次，每天坚持，缓解治疗头重、头痛、顽固性头痛、失眠、精神烦躁等症。

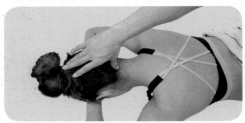

» 艾灸

艾炷灸或温针灸 3 ~ 5 壮；艾条灸 10 ~ 20 分钟。治疗高血压、关节炎、头重、头麻木、半身不遂等症。

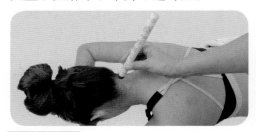

【配伍】

» 哑门+风府+合谷

三穴配伍，具有散寒除湿、通阳开窍的作用，主要用于风湿性头痛、头重痛。

» 哑门+肾俞+太溪

三穴配伍，具有补肝益肾、滋阴补虚的作用，主要用于治疗贫血，还可用于缓解血虚头痛，肾虚头痛的不适症状。

角孙穴

清热散风兼止痛

角，耳也，肾也；孙，孙络。此指穴内物质为天部的收引之气，属手少阳三焦经，手太阳，手、足少阳之会。本穴位三焦经经脉中的最高点，刺激角孙穴能通利头目，缓解头痛。常于太阳穴、风池穴、头维穴、太冲穴配伍治疗少阳头痛，即偏头痛。

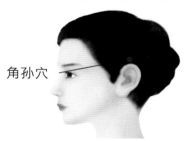

角孙穴

【定位】

在头部，折耳郭向前，当耳尖直上入发际处。

【主治】

耳部肿痛，目赤肿痛，目翳，齿痛，唇燥，项强，头痛。

【功效】

清热散风，祛湿降浊，消肿止痛。

日常保健

» 按摩

以手指指腹或指节向下按压，并

作圈状按摩角孙穴后会打嗝，说明按摩起到作用，这个穴位对于着急生气后两肋胀痛、乳房胀痛的人更有益。

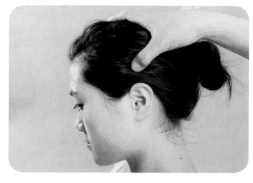

» 艾灸

艾炷灸或温针灸 3 ~ 5 壮；艾条灸 5 ~ 10 分钟。治疗项强、头痛。

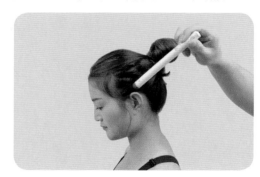

【配伍】

» 角孙+下关+合谷

三穴配伍，具有清热消肿、止痛的作用，主要用于清泄阳明邪热，缓解阳明头痛、阳明牙痛。

» 角孙+太阳+风池

三穴配伍，具有疏风泄热、通络止痛的作用，主要用于神经炎，视网膜出血，能缓解眼源性头痛不适。

翳风穴

聪耳通窍泄内热

翳风穴是手少阳三焦经的常用俞穴之一，位于颈部，耳垂后方，为遮蔽风邪之所。在翳风穴深处，分布有耳大神经、面神经和迷走神经，其治疗作用较广。适当刺激本穴，可活络解痉，可以治疗偏头痛、眩晕以及急救休克患者，皆有良效。适应症包括偏头痛；一侧或两侧头痛、头胀，反复发作。

【定位】

在耳垂后方，当乳突与下颌角之间的凹陷处。

【主治】

耳鸣，耳聋，口眼㖞斜，牙关紧闭，颊肿，瘰疬。

【功效】

聪耳通窍，散内泄热。

日常保健

» 按摩

用双手中指或食指缓缓用力按压穴位，缓缓吐气；持续数秒，再慢慢地放手，如此反复操作，或者手指着力于穴位上，做轻柔缓和的环旋转动。在自我按摩时，可根据自身情况把两种技法组合起来，每次按摩 10 ~ 15 分钟为宜。每天坚持按摩，可治疗头痛、耳鸣、耳聋等症。

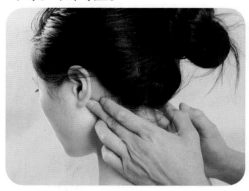

» 刮痧

用刮痧板角部呈 45° 角刮拭翳风穴 1 ~ 2 分钟，力度轻柔。每天刮拭 1 次，可治疗头痛、头晕、目眩等症状。

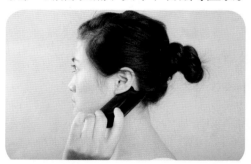

【配伍】

» 翳风+颊车+合谷

三穴配伍，具有疏风泄热、通络止痛的作用，主治急性腮腺炎诸症，如头痛、面肿、面颊肿痛。

悬颅穴

祛风清热兼消肿

悬，吊挂；颅，古指头盖骨，此指穴内气血为寒湿水气。穴属足少阳胆经，手足少阳、阳明三脉交会，名意指胆经的天部之气在此散热后吸附水湿。《甲乙经》谓"热病头痛，身重，悬颅主之"。《图翼》谓其"主治头痛齿痛，偏头痛引目，热病汗不出"。刺激悬颅穴，对偏头痛有很好的缓解作用。

悬颅穴

【定位】

在头部鬓发上，当头维与曲鬓弧形连线的中点处。

【主治】

偏头痛，面肿，目外眦痛，齿痛。

【功效】

祛风明目，清热消肿。

日常保健

» 按摩

用拇指或中指指腹，由下往上揉按穴位，有酸胀感为宜。每天早晚各揉按1次。具有治疗偏头痛、面肿、齿痛等作用。

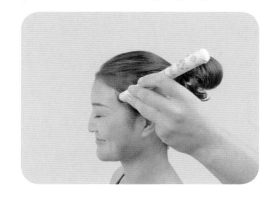

» 艾灸

艾炷灸或温针灸3 ~ 5壮；艾条灸5 ~ 10分钟。可治疗偏头痛。

【配伍】

» 悬颅+风驰+外关

三穴配伍，具有祛风止痛的作用，主要用于治疗偏头痛。

» 悬颅+曲池+合谷穴

三穴配伍，具有疏风散邪、清热止痛的作用，主要用于治疗热病头痛。

头临泣穴

安神定志治头痛

头，指本穴在头部；临，居高位而朝向低位，此指穴内气血的运行变化为由上而下；泣，泪水。头临泣穴有祛风止痛、安神明目的作用。现代研究表明，刺激头临泣穴，对于血管（神经）性头痛、压痛等有很好的疗效。

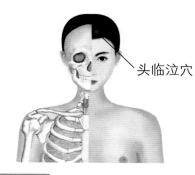

头临泣穴

【定位】

在头部，当瞳孔直上入前发际0.5寸，神庭与头维连线的中点处。

【主治】

头痛，目眩，目赤痛，流泪，目翳，鼻塞，鼻渊，耳聋，小儿惊痫，热病。

【功效】

明目，祛风，清神。

日常保健

» 按摩

用拇指或中指指腹，由下往上揉按穴位，有酸、胀、痛的感觉、重按时鼻腔有酸胀感。每天早晚各揉按1次。可缓解目眩、中风头痛等。

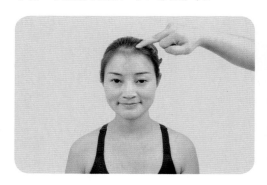

» 艾灸

艾条灸5～10分钟，以感到施灸处温热、舒适为度。

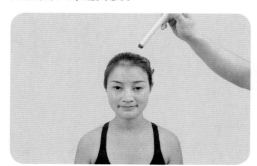

【配伍】

» 头临泣+通天

二穴配伍，具有清脑明目、宣通鼻窍的作用，主要用于治疗鼻炎、鼻塞头痛等。

» 头临泣+大椎

二穴配伍，具有散寒止痛的作用，主要用于治疗外感头痛眩晕、目赤肿痛、迎风流泪诸症。

第二节 治疗头痛的胸背部特效穴

膻中穴

理气活血兼止痛

膻中穴是心包募穴（心包经经气聚集之处），是气会穴（宗气聚会之处），又是任脉、足太阴、足少阴、手太阳、手少阳经的交会穴，能理气活血通络、宽胸理气、止咳平喘。现代医学研究也证实，刺激该穴能通畅上焦之气机、通达经络、理气散瘀，一切气病皆可选用。配伍合谷穴、太冲穴、血海穴对于气滞血瘀引起头痛有很好的疗效。

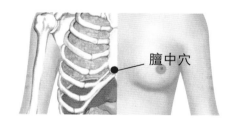

膻中穴

【定位】

该穴位于胸部，前正中线上，两乳头连线的中点。

【主治】

胸部疼痛，腹部疼痛，心悸，呼吸困难，咳嗽，过胖，过瘦，呃逆，乳腺炎，缺乳症，咳喘病等。

【功效】

理气止痛，生津增液。

» 按摩

用拇指或中指自下而上推膻中穴约2～5分钟，以局部出现酸、麻、胀感觉为佳。长期坚持，可改善头痛、呼吸困难、心悸等症状。

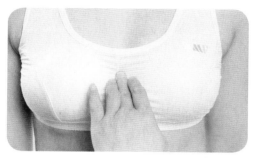

» 艾灸

用艾条温和灸灸膻中穴5～10分钟，每天1次，可治疗头痛、心悸、心绞痛等症状。

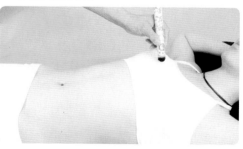

【配伍】

» 膻中+足三里+三阴交

三穴配伍，具有健脾补胃、生发气血、充养血脉、养脑补心的作用，主要用于缓解髓海空虚的空痛不适。

气海穴

温阳益肾补元气

气海穴是任脉常用俞穴之一，穴居脐下，为先天元气之海。本穴是防病强身之要穴之一，有培补元气、益肾固精、补益回阳、延年益寿之功效，刺灸既能增加元气，又能调摄、疏利下焦气机，兼可改善心、肺、脾、肾脏气虚怠，主治元气亏损之疾。如气血不足不能上荣于头部引起的头痛，配伍足三里穴、血海穴，可益气养血、补虚止痛。

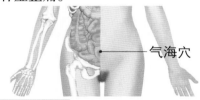

气海穴

【定位】

位于下腹部，前正中线上，当脐中下 1.5 寸。取穴时，可采用仰卧的姿势，直线连结肚脐与耻骨上方，将其分为十等分，从肚脐 3/10 的位置，即为此穴。

【主治】

水肿鼓胀，脘腹胀满，水谷不化，大便不通，泻痢不禁，遗尿，遗精，阳痿，疝气，月经不调，痛经，经闭，崩漏，带下，阴挺，腰痛，食欲不振，夜尿症，儿童发育不良等。

【功效】

温阳益气，扶正固本，培元补虚。

日常保健

» 按摩

用拇指指腹按压气海穴约 30 秒，然后按顺时针方向按揉约 2 分钟，以局部出现酸、麻、胀感觉为佳。长期坚持，可改善气血两虚型头痛。

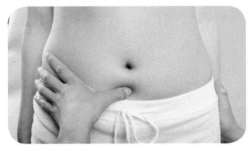

» 艾灸

每天温和灸灸气海穴 10 ~ 20 分钟，长期坚持，可治疗气血两虚型头痛。

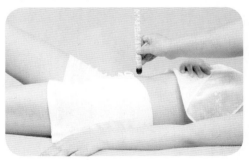

【配伍】

» 气海+关元+膏肓

三穴配伍，具有补气养血、行气活血、通经散瘀的作用，主要用于缓解或治疗气虚头痛。

大椎穴

清热解表又祛寒

大椎穴属奇经八脉之督脉，是督脉与十二正经中所有阳经的交汇点，总督一身之阳，故本穴可清阳明之里，启太阳之开，和解少阳以驱邪外出而主治全身热病及外感之邪，使阳气得通，经脉不失温煦，起到祛寒、燥湿、散热的作用，适用于头痛的多种证型。

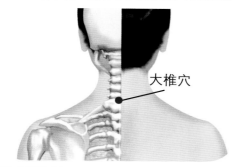

大椎穴

【定位】

在后正中线上，第 7 颈椎棘突下凹陷中。

【主治】

热病，疟疾，咳嗽，喘逆，骨蒸潮热，项强，肩背痛，腰脊强，角弓反张，小儿惊风，癫狂痫证，五劳虚损，七伤乏力，中暑，霍乱，呕吐，黄疸，风疹。

【功效】

清热解表，截疟止痫。

【日常保健】

» 按摩

用拇指指腹揉按大椎穴 100 ～ 200 次，力度由轻至重再至轻，手法连贯。每天坚持，可防治头痛等病症。

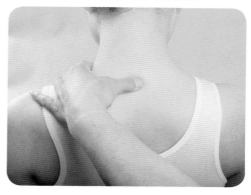

» 艾灸

宜采用回旋灸，以感到施灸处温热、舒适为度。具有提高机体细胞免疫力的功效。

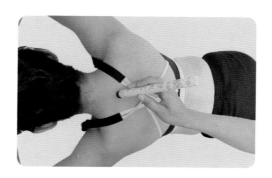

【配伍】

» 大椎+腰俞

二穴配伍，具有通督行气、清热截疟的作用，主要用于治疗疟疾的发热、头痛等。

肩井穴

祛风清热止疼痛

肩，穴在肩部；井，地部孔隙。肩井穴名意指胆经的地部水液由此流入地之地部，是足少阳胆经的常用俞穴之一，具有祛风清热、活络消肿的功效。对于头项强痛、肩背痛、神经衰弱等病症都有良好疗效。

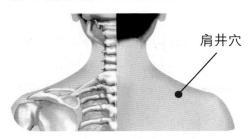

肩井穴

【定位】

在肩上，前直乳中，当大椎与肩峰端连线的中点上。

【主治】

肩背痹痛，手臂不举，颈项强痛，乳痈，中风，瘰疬，难产，诸虚百损。

【功效】

祛风清热，活络消肿。

日常保健

» 按摩

用拇指指腹按揉肩井穴 3 ~ 5 分钟，力度由轻至重再至轻，按摩至局部有酸胀感为宜，手法连贯。长期坚持，可改善头痛、肩部酸痛、肩肘关节屈伸不利。

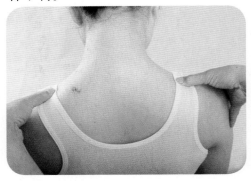

» 艾灸

采用艾条温和灸法。每日灸 1 ~ 2 次，每次 10 ~ 15 分钟。可预治肩酸痛、头酸痛、肩部僵硬、落枕等肩部疾病。

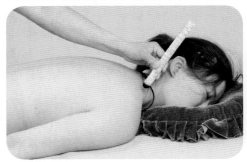

【配伍】

» 肩井+天宗+肾俞

三穴配伍，具有疏肝理气、平肝降压的作用，主要用于缓解头痛不适。

» 肩井+大椎+百会

三穴配伍，具有清热散邪、通络止痛的作用，主要治疗外感风邪导致的疼痛。

风门穴

宣肺解表兼祛风

风，言穴内的气血物质主要为风气；门，出入的门户。风门为督脉、足太阳经交会穴，名意指膀胱经气血在此化风上行。穴在第二椎下两旁，为风邪出入之门户，主治风疾，故名风门。是临床祛风最常用的穴位之一。

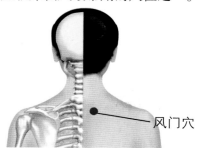

风门穴

【定位】

在背部，当第2胸椎棘突下，旁开1.5寸。

【主治】

伤风，咳嗽，发热头痛，项强，胸背痛。

【功效】

宣肺解表，益气固表。

日常保健

» 按摩

用拇指指腹按压风门穴，每次左

右各按揉1～3分钟，可有效治疗各种风寒感冒、发热头痛等。

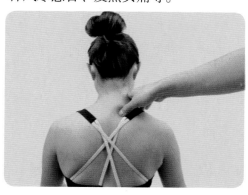

» 艾灸

艾炷灸或温针灸5～7壮；艾条灸10～15分钟。

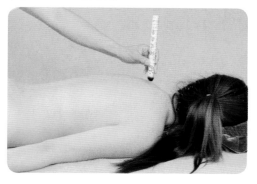

【配伍】

» 风门+合谷+大椎

三穴配伍，具有疏风散寒、通络止痛的作用，主治外感风寒的发热、头痛不适、项背僵硬等症。

» 风门+风池+百会

三穴配伍，具有升阳散邪、通阳解表的作用，主要用于缓解外感的头痛、头晕。

肝俞穴

疏肝利胆明头目

肝，肝脏；俞，输注。肝俞穴名意指肝脏的水湿风气由此外输膀胱经，肝之背俞穴，是治疗肝胆疾患的要穴。对肝阳上亢引起的厥阴头痛，配伍太冲穴、百会穴、涌泉穴、太溪穴，可平肝潜阳、滋阴清火，缓解疼痛。

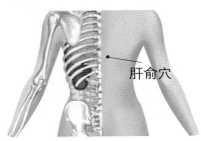

肝俞穴

【定位】

在背部，当第9胸椎棘突下，旁开1.5寸。

【主治】

黄疸，胁痛，吐血，目赤，目眩，雀目，癫狂痫，脊背痛。

【功效】

疏肝利胆，理气明目。

日常保健

» 按摩

用拇指指腹按揉肝俞穴100～200次，每天坚持，能够治疗肝阳上亢引起的头痛、失眠多梦。

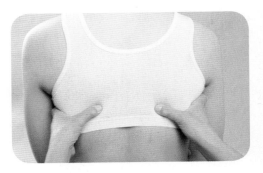

» 艾灸

手执艾条以点燃的一端对准施灸部位，距离皮肤1.5～3厘米，以感到施灸处温热、舒适为度。每日灸1次，每次灸3～5分钟。可清肝明目，治疗头痛、失眠多梦、眼疾等病症。

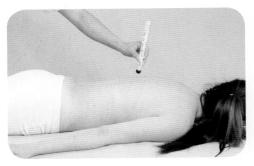

【配伍】

» 肝俞+太溪+三阴交

三穴配伍，具有滋阴养血、疏肝养肝的作用，主要用于治疗肝阳偏亢导致的头痛不适、高血压。

» 肝俞+血海+脾俞

三穴配伍，具有调理肝脾、补血养血的作用，主要用于治疗血海空虚不能充养头脑导致的虚性头痛、低血压等。

膈俞穴

❖ 理气宽胸活血脉

膈俞穴是足太阳膀胱经的常用俞穴之一，又是八会穴之血会。经常刺激本穴，不仅具有活血化瘀的作用，还兼能养血生血、健脾补心。古代医学家李中梓言："治风先治血，血行风自灭"。配伍合谷穴、太冲穴等穴位，行气活血、化瘀止痛，治疗气滞血瘀、经络不通引起的头痛。

【定位】

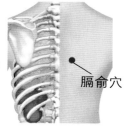

在背部，当第7胸椎棘突下，旁开1.5寸。

膈俞穴

【主治】

呕吐，呃逆，气喘，咳嗽，吐血，潮热，盗汗。

【功效】

理气宽胸，活血通脉。

日常保健

» 按摩

用双手拇指指腹分别按揉两侧的膈俞穴。按揉的手法要均匀、柔和，以局部有酸痛感为佳。早晚各1次，每次按揉2～3分钟。长期坚持，能够治疗血瘀型头痛。

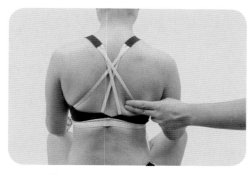

» 艾灸

艾条温和灸。每日灸1～2次，每次灸15～20分钟左右，灸至皮肤产生红晕为止。具有行气解郁、散热活血的功效。

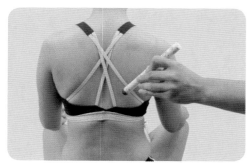

【配伍】

» 膈俞+血海+脾俞

三穴配伍，具有补血养血、活血化瘀、止痛的作用，主要用于缓解脉络瘀阻脑络所引起的头部刺痛。

» 膈俞+百会+大椎

三穴配伍，具有通阳止痛、补血和营的作用，主要用于缓解外感引起的头痛诸症。

脾俞穴

利湿升清健脾胃

脾俞属足太阳膀胱经，为脾之背俞穴，内应脾脏，为脾经经气转输之处，善利脾脏水湿。刺激该穴可促使机体生化气血，是重要的保健穴。对于脾胃虚弱导致气血亏虚，因经络气血不能荣养头部而引起的头痛，能从根本上解决问题。

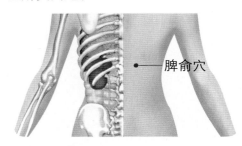

脾俞穴

【定位】

在背部，当第 11 胸椎棘突下，旁开 1.5 寸。

【主治】

腹胀，黄疸，呕吐，泄泻，痢疾，便血，水肿，背痛。

【功效】

健脾和胃，利湿升清。

日常保健

» 按摩

用拇指指腹按揉脾俞穴 100 ~ 200次，力度适中，手法连贯。每天坚持，

能够促进消化功能，缓解头部不适。

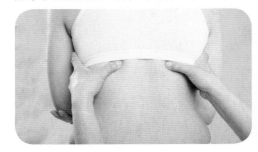

» 艾灸

施灸时，被施灸者俯卧，施灸者手执艾条以点燃的一端对准施灸部位，距离皮肤 1.5 ~ 3 厘米处施灸。每日灸 1 次，每次灸 3 ~ 15 分钟。具有健脾补心的功效。

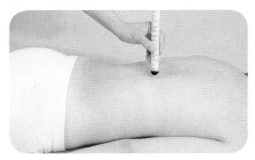

【配伍】

» 脾俞+肾俞+三阴交

三穴配伍，具有健脾补肾、益气养血的作用，主要用于虚性头痛，如缺血性脑卒中、血虚头痛等。

» 脾俞+血海+气海

三穴配伍，具有调血理血、化瘀止痛的作用，主要用于治疗气滞血瘀、瘀阻脑络所致的头痛不适，如外伤后头痛、脑出血等。

肾俞穴

培补肾元能补虚

肾，肾脏；俞，输注。肾俞穴意指肾脏的寒湿水气由此外输膀胱经，属足太阳膀胱经，为肾之背俞穴，善于外散肾脏之热，培补肾元。配伍气海穴、命门穴、足三里穴、百会穴可治肾阳虚引起的头痛、眩晕等病症。

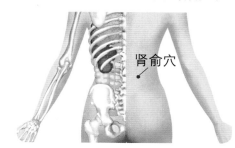

肾俞穴

【定位】

在腰部，当第 2 腰椎棘突下，旁开 1.5 寸。

【主治】

遗尿，遗精，阳痿，月经不调，白带，水肿，耳鸣，耳聋，腰痛。

【功效】

益肾助阳，强腰利水。

日常保健

» 按摩

用双手拇指按揉肾俞穴 100 ~ 200 次，力度适中，手法连贯，按至局部有酸胀感为宜。每天坚持，能够缓解肾虚型头痛。

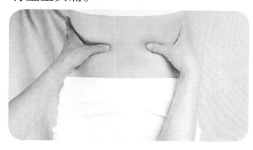

» 艾灸

手执艾条以点燃的一端对准施灸部位，距离皮肤 1.5 ~ 3 厘米，左右方向平行往复或反复旋转施灸，以感到施灸处温热、舒适为度，灸至皮肤产生红晕为止。具有滋阴补肾的功能，可改善肾气不足型头痛。

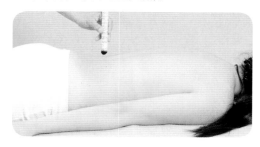

【配伍】

» 肾俞+百会+三阴交

三穴配伍，具有补肾益阴、化生精髓、充养脑海的作用，对肾虚头痛空痛不适具有缓解作用。

» 肾俞+肝俞+太冲

三穴配伍，具有滋阴潜阳的作用，对肝阳上亢引起的头胀痛不适有治疗作用。

第三节 治疗头痛的四肢特效穴

天井穴

●━━❖行气散结能安神

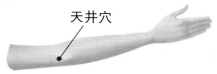

天，天部；井，孔隙通道。该穴名意指三焦经吸热上行的水浊之气在此聚集。天井穴是手少阳三焦经的常用俞穴之一，三焦经之合穴，可行气散结、安神通络，长期理疗刺激这个穴位，对肘关节及周围软组织疾患、偏头痛、颈痛、项痛、肩痛、背痛的病症，具有很好的调理和保健作用。

天井穴

【定位】

在臂外侧，屈肘时，当肘尖直上1寸凹陷处。

【主治】

偏头痛，胁肋、颈项、肩臂痛，耳聋，瘰疬，瘿气，癫痫。

【功效】

行气散结，安神通络。

日常保健

» 按摩

正确按压天井穴有多种功用，首先，按压这个穴位具有清热凉血的作用，对治疗睑腺炎、淋巴结核具有特效；长期按摩这个穴位，对偏头痛、颈痛等病症，也具有很好的调理和保健作用。

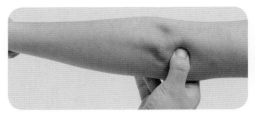

» 艾灸

艾炷灸或温针灸3～5壮；艾条灸10～20分钟。

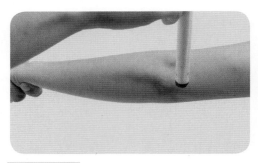

【配伍】

» 天井+翳风+耳门

三穴配伍，具有清泻三焦热邪的作用，主治风热上扰所致的头痛、耳鸣、耳聋。

» 天井+百会+期门

三穴配伍，具有通阳散结、理气止痛的作用，可用于治疗肝气郁结所致的偏头痛。

外关穴

·── 清热解表兼止痛

外关穴是手少阳三焦经的常用俞穴之一，为络穴，又为八脉交会之一，其通阳维脉。因其具有疏风解表、通络止痛的作用，对于发热、感冒引起的头痛不适有缓解的作用。

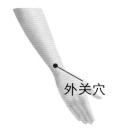

外关穴

【定位】

在前臂背侧，当阳池与肘尖的连线上，腕背横纹上2寸，尺骨与桡骨之间。

【主治】

热病，头痛，颊痛，耳聋，耳鸣，目赤肿痛，胁痛，肩背痛，肘臂屈伸不利，手指疼痛，手颤。

【功效】

清热解毒，解痉止痛，通经活络。

日常保健

» 按摩

用拇指指尖掐按外关穴100～200次，力度由轻至重再至轻，按摩至局部有酸胀感为宜，手法连贯。每天坚持，可缓解头痛。

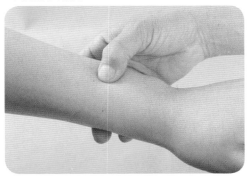

» 艾灸

艾条温和灸每日灸1次，每次灸10分钟左右。具有调气镇痛的作用，可缓解头痛。

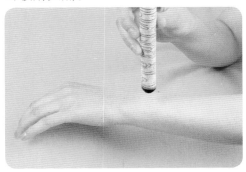

【配伍】

» 外关+大椎+曲池

三穴配伍，具有疏风解表、清热活络的作用，主要用于外感风寒所致的感冒、发烧、头痛。

» 外关+太阳+率谷

三穴配伍，具有除风解表、通络止痛的作用，主要用于治疗偏头痛。

合谷穴

镇静止痛通经络

合，汇聚；谷，两山之间的空隙。名意指大肠经气血汇聚于此并形成强盛的水湿风气场。合谷为全身反应的最大刺激点，常刺激此穴，对头痛、耳聋、视力模糊、失眠、神经衰弱症等症都有很好的调理保健功能。

合谷穴

【定位】

在手背，第1、2掌骨间，当第2掌骨桡侧的中点处。

【主治】

头痛，高血压病，目赤肿痛，鼻衄，齿痛，牙关紧闭，口眼㖞斜，耳聋，疟腮，咽喉肿痛，热病无汗，多汗，腹痛，便秘，经闭，滞产。

【功效】

镇静止痛，通经活经，清热解表。

日常保健

» 按摩

常用拇指指腹垂直按压此穴，每次

1～3分钟，每天坚持，对头痛、高血压病、失眠、神经衰弱等症都有很好的调理保健功能。

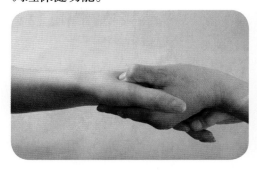

» 艾灸

艾炷灸或温针灸5～7壮；艾条灸10～15分钟。可有效缓解高血压、高脂血症、发热恶寒、头痛、咽喉肿痛、耳鸣耳聋、疔疮等病症。

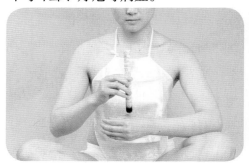

【配伍】

» 合谷+太冲

两穴配伍，具有镇静安神、平肝息风的作用，主治癫狂、头痛、眩晕。

» 合谷+颊车+迎香

三穴配伍，具有疏风解表、宣肺利窍的作用，主治感冒、头痛、发热、鼻塞。

血海穴

活血化瘀治血症

血，受热变成的红色液体；海，大水。属足太阴脾经，该穴名意指本穴为脾经所生之血的聚集之处。经常刺激血海穴，有化血为气、运化脾血的作用。配伍其他穴位按摩可治疗气滞血瘀经络不能引起的头痛或血亏虚不能上荣于脑引起的头痛。

血海穴

【定位】

屈膝，在大腿内侧，髌底内侧端上2寸，当股四头肌内侧头的隆起处。

【主治】

月经不调，崩漏，经闭，瘾疹，湿疹，丹毒。

【功效】

活血化瘀，补血养血，引血归经。

日常保健

» 按摩

用拇指指腹按揉血海穴100~200次，力度由轻至重再至轻，手法连贯，至局部有胀痛感即可。可每天坚持，能够治疗头痛、崩漏、痛经等症。

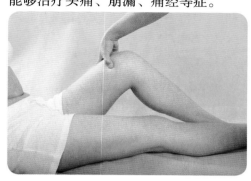

» 艾灸

艾条温和灸每日灸1~2次，每次灸20分钟左右，灸至皮肤产生红晕为止。可以疏散风邪、培元补气，对头痛的治疗有很好的疗效。

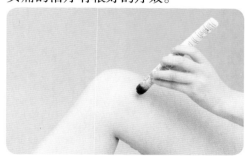

【配伍】

» 血海+太溪+肝俞

三穴配伍，具有调冲理血、平肝降压的作用，主要用于治疗高血压引致的头部胀痛不适。

» 血海+膈俞+百会

三穴配伍，具有活血化瘀、通阳止痛的作用，主要用于缓解痰瘀阻窍、清阳不升所致的头痛。

足三里穴

通经活络祛痰湿

足三里为足阳明胃经之合穴，是五俞穴之一，"合治内腑"凡六腑之病皆可用之，是一个强壮身心的大穴。刺激此穴能补益气血，或泄胃火，用于治疗气血亏虚，不能化精生髓，充养脑海而导致的头痛不适，还能治疗由于胃火上炎导致的头痛。

【定位】

在小腿前外侧，当犊鼻下3寸，距胫骨前缘1横指（中指）。

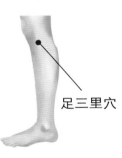

足三里穴

【主治】

急慢性胃肠炎，十二指肠溃疡，胃下垂，痢疾，阑尾炎，肠梗阻，肝炎，高血压，高脂血症，冠心病，心绞痛，风湿热，支气管炎，支气管哮喘，肾炎，肾绞痛，膀胱炎，阳痿，遗精，功能性子宫出血，盆腔炎，休克，失眠等。

【功效】

调理脾胃，补中益气，通经活络，疏风化湿，扶正祛邪。

日常保健

» 按摩

每天用拇指或中指按压足三里穴1次，每次按压1~3分钟，每分钟按压15~20次，长期坚持，可改善头痛等病症。

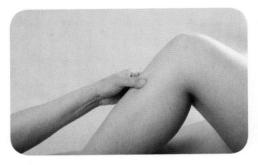

» 艾灸

每周用艾条温和灸灸足三里穴1~2次，每次灸15~20分钟。坚持2~3个月，有理脾胃、调气血、补虚弱之功效。

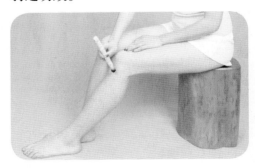

【配伍】

» 足三里+丰隆+三阴交

三穴配伍，具有健脾化痰、补益气血的作用，主治痰络瘀阻、清阳不升导致的头痛、头晕、目眩等。

阴陵泉穴

●──❀► 健脾渗湿利三焦

阴，阴阳之阴；陵，土丘；泉，水泉。该穴名意指脾经地部流行的经水及脾土物质混合物在本穴聚合堆积。阴陵泉穴属足太阴脾经，为脾经之合穴，有健脾渗湿的功效，对于痰浊上扰、蒙蔽清窍引起的头痛，配伍丰隆穴、足三里穴化痰降浊、通络止痛，使清阳得升、浊阴下降，以缓解疼痛。

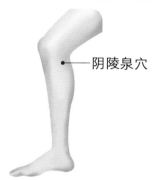

——阴陵泉穴

【定位】

在小腿内侧，当胫骨内侧踝后下方凹陷处。

【主治】

腹胀，泄泻，水肿，黄疸，小便不利或失禁，膝痛。

【功效】

清利湿热，健脾理气，益肾调经，通经活络。

日常保健

» 按摩

用拇指指腹按揉阴陵泉穴100～200次，力度由轻至重再至轻，按摩至局部有酸胀感为宜，手法连贯。每天坚持，能够健补脾肾、清利湿热，治疗头痛如裹、各种胃病。

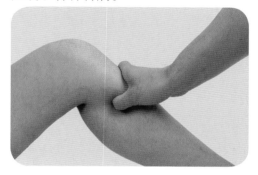

» 艾灸

艾条温和灸每日灸1次，每次灸10分钟左右。有健脾祛湿、理气活血、通经活络的功效，治疗头痛、高脂血症。

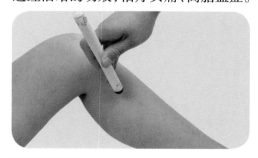

【配伍】

» 太阳+脾俞+足三里

三穴配伍，具有健脾利湿、升清降浊的作用，主要用于缓解寒湿内阻所致的头痛不适。

三阴交穴

行气活血补肝肾

三阴，足三阴经；交，交会。属足太阴脾经，该穴名意指足部的三条阴经中气血物质在本穴交会。因此应用广泛，除可健脾渗湿外，也可调补肝肾。亦有安神之效，可缓解头痛。对于外感风湿邪气引起的头痛，刺激三阴交穴可宣散风邪、清利头目。

【定位】

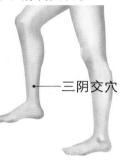

三阴交穴

在小腿内侧，当足内踝尖上 3 寸，胫骨内侧缘后方。

【主治】

肠鸣腹胀，泄泻，月经不调，带下，阴挺，不孕，滞产，遗精，阳痿，遗尿，疝气，心悸，失眠，高血压病，高脂血症、下肢痿痹，脚气。

【功效】

健脾和胃，调补肝肾，行气活血，疏经通络。

日常保健

» 按摩

用拇指指腹顺时针按揉三阴交穴

2 分钟，然后逆时针按揉 2 分钟，力度适中，手法连贯，按揉至局部有胀麻感为宜。每天坚持，能够治疗头痛、月经不调、腹痛、泄泻等病症。

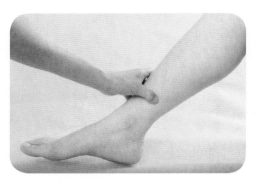

» 刮痧

艾条温和灸每日灸 1 次，每次灸 20 分钟左右，灸至皮肤产生红晕为止。可以疏散风邪、行气活血、疏经通络，对头痛的治疗有很好的疗效。

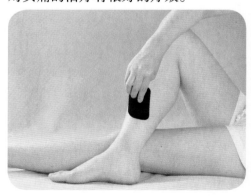

【配伍】

» 三阴交+足三里+丰隆

三穴配伍，具有补益气血、升清降浊的作用，主要用于缓解痰浊头痛不适。

太溪穴

❸ 滋阴益肾理肝气

太溪穴被称为"人体第一大补穴"，属足少阴肾经。能滋阴益肾、壮阳强腰，可用于肝肾亏虚，无以化生精髓、填充脑海导致的头痛空虚疼痛、头晕眼花。另外，太溪能疏肝理气，可用于肝郁化火或高血压升高导致的头痛不适。

【定位】

在足内侧，内踝后方，当内踝尖与跟腱之间的凹陷处。

太溪穴

【主治】

头痛目眩，咽喉肿痛，齿痛，耳聋，耳鸣，咳嗽，气喘，胸痛咯血，消渴，月经不调，失眠，健忘，遗精，阳痿，小便频数，腰脊痛，下肢厥冷，内踝肿痛。

【功效】

滋阴益肾，壮阳强腰。

日常保健

» 按摩

用拇指指腹按压太溪穴，先按顺时针方向旋按 20 次，然后再按逆时针旋按 20 次。按揉时力度保持适中，每次 5 分钟左右，每天 2 次。可以治疗头晕、目眩，还可以缓解肾阴不足导致的咽喉肿痛、干燥，以及手脚怕冷、发凉等。

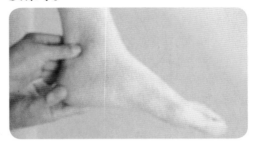

» 艾灸

每天温和灸灸太溪穴 10 ~ 20 分钟，具有滋阴益肾的作用。可有效缓解头痛、高血压、头晕等病症。

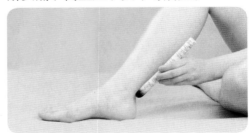

【配伍】

» 太溪+肝俞+三阴交

三穴配伍，具有调肝补血、滋阴补肾的作用，可用于肝肾亏虚导致的头痛。

» 太溪+太冲+行间

三穴配伍，具有平肝疏肝、调血理气的作用，用于高血压引致的头痛、头晕。

昆仑穴

舒筋活络缓疼痛

昆仑，广漠无垠，膀胱经经穴，名意指膀胱经的水湿之气在此吸热上行。对后枕部疼痛，配伍后溪穴、天柱穴、风池穴，可疏经活络、通行气血、缓解疼痛。

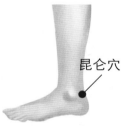

昆仑穴

【定位】

在足部外踝后方，当外踝尖与跟腱之间的凹陷处。

【主治】

头痛，腰痛，高血压，眼疾，怕冷症，腹气上逆，肠结石，下痢等。

【功效】

安神清热，舒筋活络。

日常保健

» 按摩

用拇指指腹按揉昆仑穴 100 ~ 200 次，力度适中，手法连贯，按揉至局部有胀痛感为宜。每天坚持，能缓解头痛、颈项强痛、腰痛、足跟痛等症状。

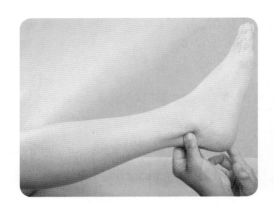

» 刮痧

以平面按揉法按揉昆仑穴 3 ~ 5 分钟，隔天 1 次，可有效缓解头痛、腰痛、高血压等病症。

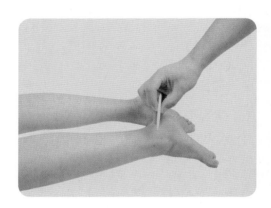

【配伍】

» 昆仑+风池+天柱

三穴配伍，具有清头明目、安定神志的作用，主要用于治疗后头痛、头晕眼花等症。

» 昆仑+太溪+脑户

三穴配伍，具有滋阴补肾、益智健脑的作用，主要用于治疗肾虚头痛。

复溜穴

利水消肿补肾阴

复溜穴属足少阴肾经，为肾经之经穴，是调节肾经的"杠杆药"，有补肾滋阴、利水消肿的作用。配伍太溪穴、涌泉穴、太冲穴、行间穴、百会穴等治疗肝阳上亢型头痛。现代研究表明，刺激复溜穴能缓解腰椎、颈椎病变引起的头部放射性疼痛。

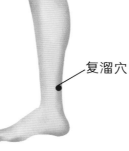

【定位】

在小腿内侧，太溪直上 2 寸，跟腱的前方。

复溜穴

【主治】

泄泻，肠鸣，水肿，腹胀，腿肿，足痿，盗汗，脉微细时无，身热无汗，腰脊强痛。

【功效】

补肾益阴，温阳利水。

日常保健

» 按摩

以拇指指腹点揉复溜穴，点揉的力度要均匀、柔和、浸透，以有酸痛感为佳。早晚各 1 次，每次点揉 3 ~ 5 分钟，两边复溜穴替换点揉。每天坚持，能够缓解头痛畏寒，四肢不温。

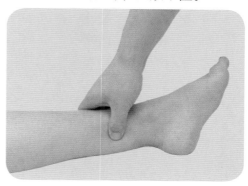

» 艾灸

艾条温和灸每日灸 1 次，每次灸 10 分钟左右。具有补肾滋阴的功效，治疗肾虚头痛。

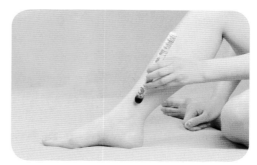

【配伍】

» 复溜+肾俞+肝俞

三穴配伍，具有疏肝益肾、健脾除湿的作用，其义为"以通为用"，能清利肾经寒湿，从而益肾补脑、缓解头痛。

» 复溜+合谷+大椎

三穴配伍，具有温阳散寒、通络止痛的作用，主要用于缓解外感引起的诸症，如头痛发热。

太冲穴

行气解郁补肝肾

太，大；冲，冲射之状。该穴名意指肝经的水湿风气在此向上冲行。穴属肝经，为肝脏原气留止之处。一方面，"肝足厥阴之脉，上出额，与督脉会于巅"（《灵枢·经脉》），所以肝脑相通；另一方面，肝为"一身气化发生之始""握升降之枢"，因此古今论述皆认为太冲具平肝潜阳、行气解郁之功，现代多用于治疗高血压引起的头胀痛不适，头晕眼花，也可以用于肝肾不足，气血亏虚导致的头脑空痛。

太冲穴

【定位】

在足背侧，当第1跖骨间隙的后方凹陷处。

【主治】

脑血管病，高血压，青光眼，面神经麻痹，癫痫，肋间神经痛，月经不调，下肢瘫痪，头痛，眩晕，小儿惊风，口㖞。

【功效】

回阳救逆，调经止淋。

【日常保健】

» 按摩

用拇指指腹按揉太冲穴，每天按揉3次，每次100下，可给心脏供血，对情绪压抑，生闷气后产生的反应有疏泄作用。也可有效缓解高血压病、高脂血症、头晕、头痛等病症。

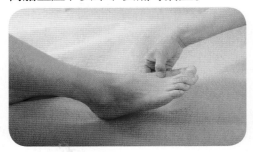

» 艾灸

每天温和灸灸太冲穴10～20分钟，具有调理气血，平肝息风的作用。可有效缓解高脂血症、头痛、高血压、癫狂、痫证等病症。

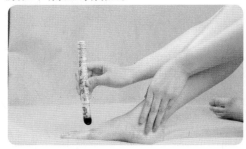

【配伍】

» 太冲+太溪+复溜

三穴配伍，具有回阳救逆、清热生气、补肾益气的作用，可防治肝阳上亢之头痛、眩晕。

行间穴

平肝解郁能安神

行，行走、流动、离开；间，二者当中。该穴名意指肝经的水湿风气由此顺传而上。行间穴对于肝郁化火，肝阳上亢引起的巅顶头痛，具有平肝降火、解郁安神的功效。常配伍太冲穴、百会穴、涌泉穴、太溪穴等穴位治疗肝阳上亢型头痛。

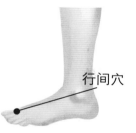

行间穴

【定位】

在足背侧，当第 1、2 趾间，趾蹼缘的后方赤白肉际处。

【主治】

高血压，青光眼，结膜炎，睾丸炎，功能性子宫出血，肋间神经痛。

【功效】

清肝泄热，凉血安神，息风活络。

日常保健

» 按摩

用拇指指尖掐按行间穴 3 ~ 5 分钟，力度适中，手法连贯。每天坚持，

能够疏泄肝胆，治疗肝阳上亢型头痛。

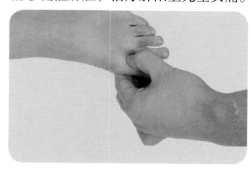

» 艾灸

艾条温和灸灸行间穴 10 分钟左右，每天灸 1 次，对高血压病引起的头痛有很好的辅助治疗作用。

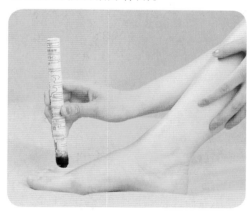

【配伍】

» 行间+睛明

二穴配伍，具有降眼压的作用，可治疗青光眼，还可以治疗眼源性头痛。

» 行间+太冲+太阳

三穴配伍，具有疏肝理气的作用，可用于治疗肝郁气滞引起的头部胀痛不适、偏头痛，并见高血压者尤宜。

内庭穴

理气止痛清热毒

内，里边；庭，指门庭。穴在足背第2、3趾间缝纹端，趾缝如门，喻穴在纳入门庭之处，故名内庭。属足阳明胃经经脉的穴道，为胃经之荥穴，具有清胃泻火、通肠化滞、理气止痛的作用，能清泄邪热。另外，现在研究表明，此穴有明显的镇痛作用，可用于治疗阳明痰火内蕴上攻牙齿而头痛、牙痛，伴龈肿口臭、便秘尿赤等症。

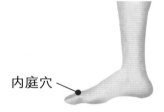

内庭穴

【定位】

在足背当第2、3跖骨结合部前方凹陷处。

【主治】

高血压病，齿痛，咽喉肿病，口歪，鼻衄，胃病吐酸，腹胀，泄泻，痢疾，便秘，热病，足背肿痛。

【功效】

清胃热，化积滞。

【日常保健】

» 按摩

以一侧拇指的指端按住此穴，稍用力按压，以酸胀感为宜，每侧1分钟，共2分钟。长期坚持，可清泻邪热、消积化滞，治疗高血脂、头痛、头晕等。

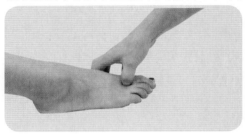

» 艾灸

宜采用温和灸。每日灸1次，每次灸5～15分钟，5次为1个疗程。可有效缓解泄泻、腹胀、高血压病、头晕头痛等病症。

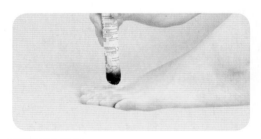

【配伍】

» 内庭+合谷

二穴配伍，具有清泻胃火的作用，主要用于治疗胃火牙痛、头面肿痛。

» 内庭+曲池+大椎

三穴配伍，具有清热散邪的作用，主要用于治疗外感热病引起的头痛。

后溪穴

清心安神通经络

后溪最早见于《灵枢·本输》篇，为手太阳小肠经的输穴，又为八脉交会之一，通于督脉属小肠经。有舒经利窍、宁神之功。可预防驼背、颈椎、腰部、腿部疼痛，也有保护视力、缓解疲劳、补精益气的功效。

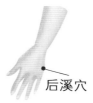

后溪穴

【定位】

在手掌尺侧，微握拳，当小指本节（第5指掌关节）后的远侧掌横纹头赤白肉际。

【主治】

头项强痛，目赤，耳聋，咽喉肿痛，腰背痛，癫狂痛，疟疾，手指及肘臂挛痛。

【功效】

清心安神，通经活络。

日常保健

» 按摩

用拇指指腹点按后溪穴，力度适中，手法连贯，以此处出现酸、麻、胀为度。治疗后头痛、颈椎病、落枕和情志病。

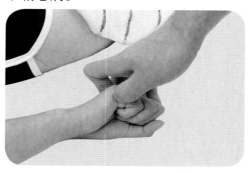

» 艾灸

艾炷灸或温针灸 1 ~ 3 壮；艾条灸 10 ~ 15 分钟。缓解治疗头痛项强、目赤肿痛等症。

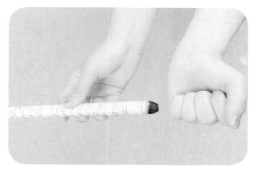

【配伍】

» 后溪+大椎+天柱

三穴配伍，具有通经活络、舒筋止痛等作用，主治头痛、颈项强直、落枕等。

» 后溪+列缺+悬钟

三穴配伍，具有益肾健骨的作用，主要用于治疗头项强痛。

涌泉穴

滋肾益阴息肝风

涌泉穴为肾经经脉的第一穴，为肾经井穴。它联通肾经的体内体表经脉，肾经体内经脉中的高温高压的水液由此外涌而出体表，故名。涌泉穴在人体养生、防病、治病、保健等各个方面显示出它的重要作用。通过刺激涌泉穴，可以达到对肾、肾经及全身起到由下到上的整体性调节和整体性治疗的目的，可用于缓解肾虚头痛，肝肾阴虚头痛。

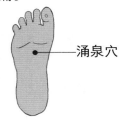

涌泉穴

【定位】

在足底部，卷足时足前部凹陷处，约当第 2、3 趾趾缝纹头端与足跟连线的前 1/3 与后 2/3 交点上。

【主治】

休克，高血压，高脂血症，失眠，癔症，癫痫，小儿惊风，神经性头痛，遗尿，尿潴留。

【功效】

滋肾益阴，平肝息风。

【日常保健】

» 按摩

被按摩者仰卧，按摩者双手握脚，用两大拇指从足跟向足尖搓涌泉穴约 1 分钟，然后按揉约 1 分钟。搓涌泉穴具有使肾阴和肾阳旺盛的作用，从而治疗阳气上亢型头痛。

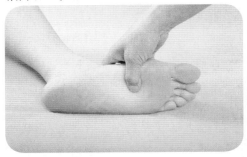

» 艾灸

每日艾条温和灸灸 1 次涌泉穴，每次灸 10 分钟。可改善高脂血症兼头顶痛、喉痹、腹胀等病症。

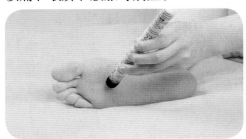

【配伍】

» 涌泉+肝俞+肾俞

三穴配伍，具有调补肝肾、滋阴补血等作用，可用于治疗肾虚不能生髓充阳脑海的空痛、腰膝酸软、脚踩棉花感。

第五章

辨证理疗——
从此不头痛

风寒头痛

症状表现

头痛拘急，或痛连项背，偏头或满头紧痛、掣痛，喜以绵帛裹头。伴有恶寒重、发热轻、鼻塞流清涕；或触冒风寒后，恶寒、发热均止，头痛独重，遇风痛剧。舌苔薄白，脉浮或浮紧。

治疗原则

疏风散寒。以取督脉、足少阳、手太阴、手少阳经穴为主。

艾灸疗法

灸风府穴

【定位】位于项部，当后发际正中直上1寸，枕外隆凸直下，两侧斜方肌之间凹陷处。

【艾灸】宜采用温和灸灸5～15分钟，每日灸1次，3～5次为1疗程。

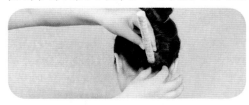

灸风池穴

【定位】位于项部，在枕骨之下，与风府穴相平，胸锁乳突肌与斜方肌上端之间的凹陷处。

【艾灸】宜采用温和灸灸5～15分钟，每日灸1次，3～5次为1疗程。

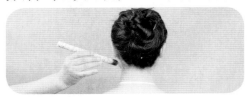

灸列缺穴

【定位】位于前臂桡侧缘，桡骨茎突上方，腕横纹上1.5寸处。

【艾灸】宜采用温和灸灸5～15分钟，每日灸1次，3～5次为1疗程。

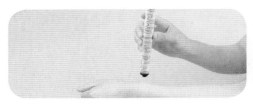

灸外关穴

【定位取穴】位于前臂背侧，当阳池与肘尖的连线上，腕背横纹上2寸，尺骨与桡骨之间。

【艾灸】宜采用温和灸灸5～15分钟，每日灸1次，3～5次为1疗程。

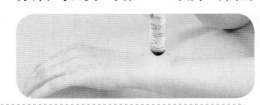

专家解析

随症加穴：①痛连项背者，加灸大椎、天柱；②鼻塞流清涕者，加灸迎香。

风府为督脉俞穴，可通阳散寒，调畅脑络气血；风池是足少阳经、阳维脉交会穴，疏风解表；列缺为手太阴络穴，别走手阳明经，取之不仅疏风宣肺，且能贯通表里阴阳之气；外关为八脉交会穴，通阳维脉，有疏风祛邪之效。四穴合用，共奏疏风散寒之功。

按摩疗法

按揉太阳穴

【定位】在颞部，当眉梢与目外眦之间，向后约1横指的凹陷处。

【按摩】被按摩者取坐位或仰卧，按摩者两手中指同时用力，按顺时针方向按揉太阳穴约2分钟，然后按逆时针方向按揉约2分钟，以局部出现酸、麻、胀感觉为佳。

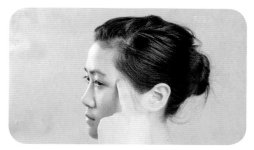

按揉百会穴

【定位】位于头部，头顶正中心。

【按摩】用拇指按压百会穴约30秒，按顺时针方向按揉约1分钟，然后按逆时针方向按揉约1分钟，以局部出现酸、麻、胀感向头部四周放射为佳，每日2～3次。

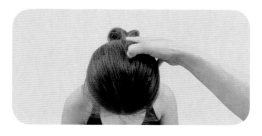

揉捏风池穴

【定位】位于项部，在枕骨之下，与风府穴相平，胸锁乳突肌与斜方肌上端之间的凹陷处。

【按摩】被按摩者取坐位，按摩者站在被按摩者背后，用拇指指腹或食指、中指两指并拢，用力环行揉按风池穴，同时头部尽力向后仰，以局部出现酸、沉、重、胀感为宜。每次按揉10分钟，早、晚各按揉1次。

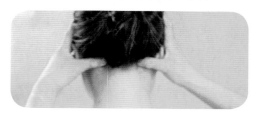

按揉肺俞穴

【定位取穴】位于背部，当第5胸椎棘突下，旁开1.5寸。

【按摩】被按摩者取坐位或俯卧，按摩者两手拇指同时用力，按顺时针方向按揉肺俞穴约2分钟，然后按逆时针方向按揉约2分钟，以局部出现酸、麻、胀感觉为佳。

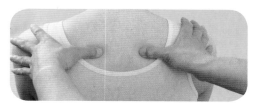

专家解析

太阳为经外奇穴，疏解头风、清脑定痛；风池是足少阳经、阳维脉交会穴，疏风解表；百会可以开窍醒脑、回阳固脱；肺俞调补肺气、补虚清热。四穴合用，对风寒头痛有很好的治疗效果。

拔罐疗法

拔罐太阳穴

【定位】在颞部，当眉梢与目外眦之间，向后约1横指的凹陷处。

【拔罐】用拔罐器将气罐吸拔在太阳穴上，留罐10分钟，每日1次，3次为1疗程。

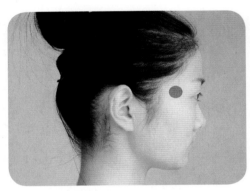

拔罐大椎穴

【定位】位于颈部下端，背部正中线上，第7颈椎棘突下凹陷中。

【拔罐】将罐吸拔在大椎穴上，留罐10分钟左右，拔至皮肤潮红为止，每日1次，3次为1疗程。

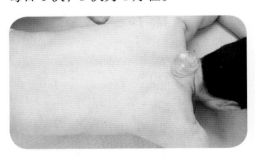

拔罐风门穴

【定位】位于背部第2胸椎棘突下，旁开1.5寸。

【拔罐】将罐吸拔在风门穴上，留罐10分钟左右，起罐后用艾条温灸风门10分钟，每日1次，3次为1疗程。

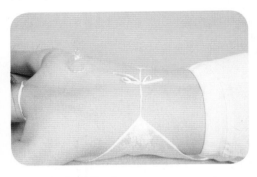

拔罐外关穴

【定位】位于前臂背侧，当阳池与肘尖的连线上，腕背横纹上2寸，尺骨与桡骨之间。

【拔罐】将罐吸拔在外关穴上，留罐10分钟左右，起罐后用艾条温灸外关10分钟，每日1次，3次为1疗程。

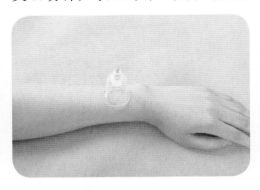

专家解析

太阳是治疗头痛的要穴，外关可通经活络，风门可宣肺解表，此三穴配合大椎拔罐，可以有效治疗风寒头痛。

风热头痛

症状表现

头热胀痛如裂，起病急，或兼恶风，鼻流浊涕，面红目赤，口干欲饮，咽痛咳嗽，或便秘尿黄。舌红苔黄，脉浮数。

治疗原则

疏风清热，以取手阳明、足少阳经穴为主。

艾灸疗法

灸曲池穴

【定位】位于肘横纹外侧端，屈肘时当尺泽与肱骨外上髁连线中点。

【艾灸】用艾条温和灸，每日灸1次，每次灸3～5分钟，灸至皮肤产生红晕为止，3～5次为1疗程。

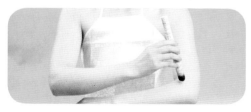

灸合谷穴

【定位】位于第1、第2掌骨间，当第2掌骨桡侧的中点处。

【艾灸】用艾条温和灸，每日灸1次，每次灸3～5分钟，灸至皮肤产生红晕为止，3～5次为1疗程。

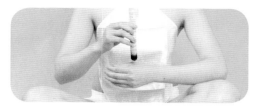

灸风池穴

【定位】位于项部，在枕骨之下，与风府穴相平，胸锁乳突肌与斜方肌上端之间的凹陷处。

【艾灸】用艾条温和灸，每日灸1次，每次灸3～5分钟，灸至皮肤产生红晕为止，3～5次为1疗程。

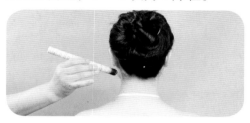

灸太阳穴

【定位】在颞部，当眉梢与目外眦之间，向后约1横指的凹陷处。

【艾灸】用艾条温和灸，每日灸1次，每次灸3～5分钟，灸至皮肤产生红晕为止，3～5次为1疗程。

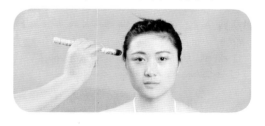

专家解析

随症加穴：①鼻流清涕者，加迎香；②便秘尿黄者，加天枢、中极。

曲池、合谷祛风清热；风池为阳维、足少阳交会穴，散风热、镇头痛；太阳为经外奇穴，疏解头风、清脑定痛。

按摩疗法

推按印堂穴

【定位】位于前额部，当两眉头间连线与前正中线之交点处。

【按摩】用中指指腹按住印堂穴，做上下推的动作，先向上推至发际 10 ~ 20 次后，再向下推至鼻梁 10 ~ 20 次。

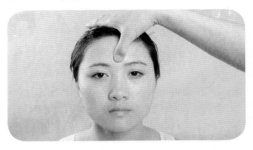

按揉太阳穴

【定位】在颞部，当眉梢与目外眦之间，向后约 1 横指的凹陷处。

【按摩】被按摩者取坐位或仰卧，按摩者两手中指同时用力，按顺时针方向按揉太阳穴约 2 分钟，然后按逆时针方向按揉约 2 分钟，以局部出现酸、麻、胀感觉为佳。

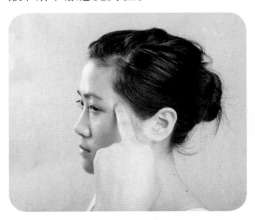

按揉头维穴

【定位】位于头侧部，当额角发际上 0.5 寸，头正中线旁 4.5 寸。

【按摩】用两个大拇指按压头维穴，自下向上按摩 1 分钟，再自下向上按摩 1 分钟。然后用双侧掌根按压住两侧头维穴后缓缓揉动。

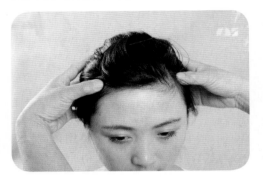

掐揉合谷穴

【定位】位于第 1、第 2 掌骨间，当第 2 掌骨桡侧的中点处。

【按摩】按摩者用大拇指垂直往下按合谷穴，做一紧一按一揉一松的按压，按压的力量要慢慢加强，频率约为每分钟 30 次左右，按压穴位时以出现酸、麻、胀感觉为佳。

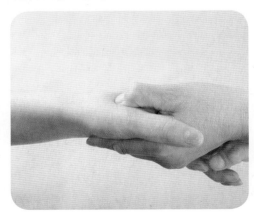

按揉肺俞穴

【定位】位于背部，当第 5 胸椎棘突下，旁开 1.5 寸。

【按摩】被按摩者取坐位或俯卧，按摩者两手拇指同时用力，按顺时针方向按揉肺俞穴约 2 分钟，然后按逆时针方向按揉约 2 分钟，以局部出现酸、麻、胀感觉为佳。

按揉大椎穴

【定位】位于颈部下端，背部正中线上，第 7 颈椎棘突下凹陷中。

【按摩】被按摩者取坐位、低头，按摩者站在被按摩者背后，用大拇指按顺时针方向按揉大椎穴约 2 分钟，然后按逆时针方向按揉约 2 分钟，以局部出现酸、麻、胀感觉为佳。

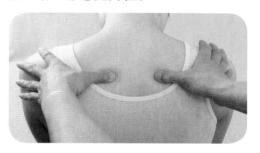
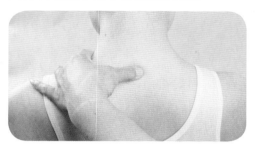

专家解析

头维、印堂可安神定惊；合谷祛风清热；太阳为经外奇穴，疏解头风、清脑定痛；肺俞可清热解表；大椎可祛风散寒。六穴配伍，对风热型头痛有很好的疗效。

拔罐疗法

拔罐大椎穴

【定位】位于颈部下端，背部正中线上，第 7 颈椎棘突下凹陷中。

【拔罐】将罐吸拔在大椎穴上，留罐 10 分钟左右，拔至皮肤潮红为止，每日 1 次，3 次为 1 疗程。

拔罐风门穴

【定位】位于背部第二胸椎棘突下，旁开 1.5 寸。

【拔罐】将罐吸拔在风门穴上，留罐 10 分钟左右，每日 1 次，3 次为 1 疗程。

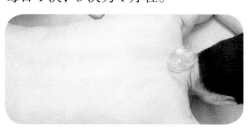
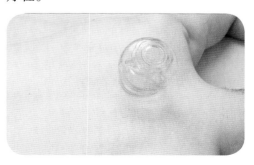

拔罐太阳穴

【定位】在颞部，当眉梢与目外眦之间，向后约1横指的凹陷处。

【拔罐】用拔罐器将气罐吸拔在太阳穴上，留罐10分钟，每日1次，3次为1疗程。

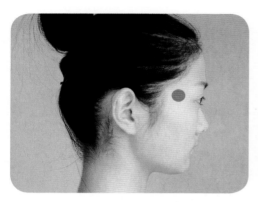

拔罐曲池穴

【定位】位于肘横纹的外侧端，屈肘时当尺泽与肱骨外上髁连线中。

【拔罐】把罐吸拔在曲池穴位上，留罐10分钟，拔至皮肤潮红为止，每日1次，3次为1疗程。

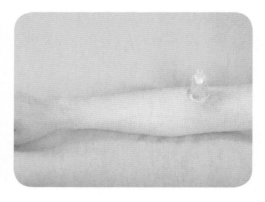

拔罐肺俞穴

【定位】位于背部，当第3胸椎棘突下，旁开1.5寸。

【拔罐】将罐吸拔在肺俞穴上，留罐10分钟左右，每日1次，3次为1疗程。

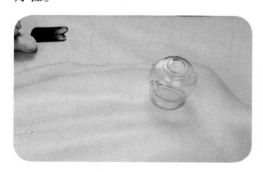

拔罐外关穴

【定位】位于前臂背侧，当阳池与肘尖的连线上，腕背横纹上2寸，尺骨与桡骨之间。

【拔罐】将罐吸拔在外关穴上，留罐10分钟左右，每日1次，3次为1疗程。

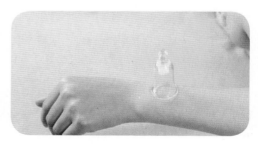

专家解析

　　大椎可祛风散热，太阳是治疗头痛的要穴，风门可以宣肺解表，肺俞可补虚清热，外关可通经活络，此五穴配合可疏风清热的曲池拔罐，可以有效治疗风热头痛。

风湿头痛

症状表现

头疼如裹，天阴转甚，其痛阵发性或痛有定处，甚则头皮起块，肢体倦重，纳呆胸闷，泛恶欲呕，口黏乏味，小便不利，大便或溏。苔白腻，脉濡。

治疗原则

祛风化湿止痛。以取足少阳、任脉、足太阳经穴为主。

艾灸疗法

灸风池穴

【定位】位于项部，在枕骨之下，与风府穴相平，胸锁乳突肌与斜方肌上端之间的凹陷处。

【艾灸】艾条温和灸灸风池穴，灸5～15分钟，每日灸1次，3～5次为1疗程。

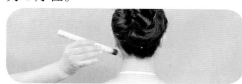

灸印堂穴

【定位】位于前额部，当两眉头连线的中点处。

【艾灸】艾条温和灸灸印堂穴，灸5～15分钟，每日灸1次，3～5次为1疗程。

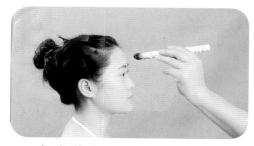

灸中脘穴

【定位】位于上腹部，前正中线上，当脐中上4寸。

【艾灸】艾条温和灸灸中脘穴，灸5～15分钟，每日灸1次，3～5次为1疗程。

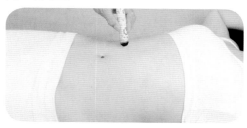

灸阴陵泉穴

【定位】位于小腿内侧，当胫骨内侧髁后下方凹陷处。

【艾灸】艾条温和灸灸阴陵泉穴，灸5～15分钟，每日灸1次，3～5次为1疗程。

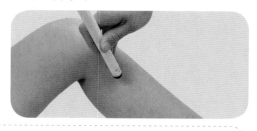

专家解析

随症加穴：①头痛如裹者，加太阳；②纳呆胸闷者，加内关、足三里。

中脘、阴陵泉健脾化湿；风池、印堂祛风散湿，通络止痛。四穴配伍，对风湿性头痛有很好的疗效。

按摩疗法

按揉大椎穴

【定位】位于颈部下端，背部正中线上，第7颈椎棘突下凹陷中。

【按摩】被按摩者取坐位、低头，按摩者站在被按摩者背后，用大拇指按顺时针方向按揉大椎穴约2分钟，然后按逆时针方向按揉约2分钟，以局部出现酸、麻、胀感觉为佳。

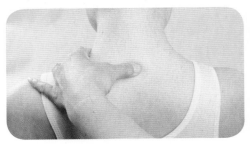

按揉太阳穴

【定位】在颞部，当眉梢与目外眦之间，向后约1横指的凹陷处。

【按摩】被按摩者取坐位或仰卧，按摩者两手中指同时用力，按顺时针方向按揉太阳穴约2分钟，然后按逆时针方向按揉约2分钟，以局部出现酸、麻、胀感觉为佳。

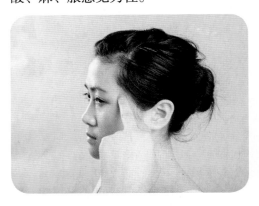

按揉曲池穴

【定位】位于肘横纹外侧端，屈肘时当尺泽与肱骨外上髁连线中点。

【按摩】用拇指按顺时针方向按揉曲池穴约2分钟，然后按逆时针方向按揉约2分钟，左右手交替进行，以局部出现酸、麻、胀感为佳。

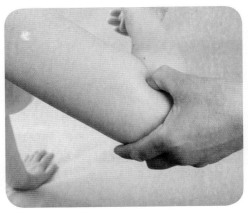

按揉肩井穴

【定位】位于大椎穴与肩峰连线中点，肩部最高处。

【按摩】被按摩者取坐位，按摩者用双手拇指按压肩井穴大约1分钟，然后按揉约2分钟，以局部出现酸、麻、胀感觉为佳。

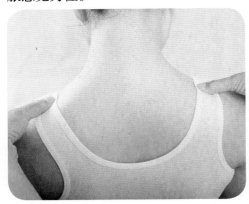

按揉中脘穴

【定位】位于上腹部，前正中线上，当脐中上 4 寸。

【按摩】用中指指腹按压中脘穴约 30 秒，然后按顺时针方向按揉约 2 分钟，以局部出现酸、麻、胀感觉为佳。

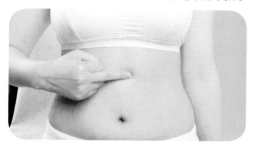

按揉丰隆穴

【定位】位于小腿前外侧，外踝尖上 8 寸，条口穴外，距胫骨前缘 2 横指（中指）。

【按摩】用拇指指面着力于丰隆穴之上，垂直用力，向下按压，按而揉之，产生酸、麻、胀、痛、热和走窜等感觉。每次每穴按压 5 ~ 10 分钟。每日 1 次。

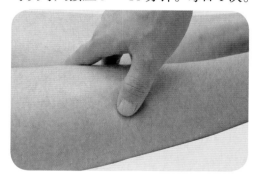

按揉三阴交穴

【定位】位于小腿内侧，当足内踝尖上 3 寸，胫骨内侧缘后方。

【按摩】用拇指按顺时针方向按揉三阴交穴约 2 分钟，然后按逆时针方向按揉约 2 分钟，以局部出现酸、麻、胀感觉为佳。

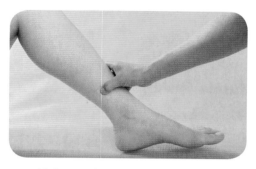

按揉阳陵泉穴

【定位】位于膝盖斜下方，小腿外侧之腓骨小头稍前凹陷中。

【按摩】用拇指按顺时针方向按揉阳陵泉穴约 2 分钟，然后按逆时针方向按揉约 2 分钟，以局部出现酸、麻、胀感觉为佳。

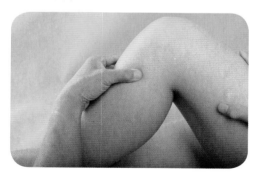

专家解析

太阳可疏解头风、清脑定痛；大椎、曲池、肩井可祛风清热；中脘、丰隆健脾和胃、祛湿化痰；阳陵泉、三阴交也有利湿、止痛之功效。八穴配伍，对风湿性头痛有很好的疗效。

肝阳头痛

症状表现

头痛多在偏侧，或巅顶，头痛且胀，牵引头角掣痛，眩晕，每因情绪紧张而诱发，伴有心烦易怒，失眠多梦，面红口苦，耳中蝉鸣，咽干目赤，或有筋惕肉。舌红，脉弦。

治疗原则

平肝潜阳。以取督脉、足少阳、足厥阴经穴为主。

艾灸疗法

灸百会穴

【定位】位于头部，头顶正中心。

【艾灸】艾条温和灸灸百会穴，灸5～15分钟，每日灸1次，3～5次为1疗程。

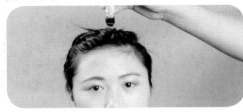

灸风池穴

【定位】位于项部，在枕骨之下，与风府穴相平，胸锁乳突肌与斜方肌上端之间的凹陷处。

【艾灸】艾条温和灸灸风池穴，灸5～15分钟，每日灸1次，3～5次为1疗程。

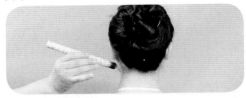

灸太阳穴

【定位】位于颞部，当眉梢与目外眦之间，向后约1横指的凹陷处。

【艾灸】艾条温和灸灸太阳穴，灸5～15分钟，每日灸1次，3～5次为1疗程。

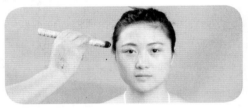

灸太冲穴

【定位】位于足背侧，第1、2趾跖骨连接部位中。

【艾灸】艾条温和灸灸太冲穴，灸5～15分钟，每日灸1次，3～5次为1疗程。

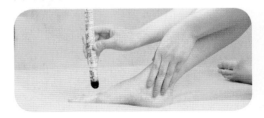

专家解析

足厥阴肝经上额，与督脉会于巅顶，故百会可以平肝潜阳；足少阳胆经布颞颅，肝阳上亢常伴肝胆火旺，故风池、太阳以清泄少阳邪热；太冲可以平息亢逆之风阳。诸穴协用，共同达到平肝潜阳之功效。

按摩疗法

按揉肝俞穴

【定位】位于背部，当第9胸椎棘突下，旁开1.5寸。

【按摩】用两手拇指指腹按顺时针方向按揉肝俞穴约2分钟，然后按逆时针方向按揉约2分钟，以局部出现酸、麻、胀感觉为佳。

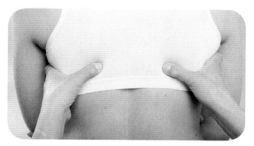

按揉阳陵泉穴

【定位】位于小腿外侧，当腓骨头前下方凹陷处。

【按摩】用拇指指腹按顺时针方向按揉阳陵泉穴约2分钟，然后按逆时针方向按揉约2分钟，以局部出现酸、麻、胀感觉为佳。

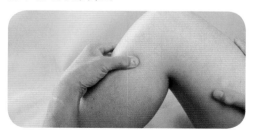

点按太冲穴

【定位】位于足背侧，第1、2趾跖骨连接部位中。

【按摩】用拇指点按太冲穴大约30秒，按顺时针方向按揉约1分钟，然后按逆时针方向按揉约1分钟，以局部出现酸、麻、胀感为佳。

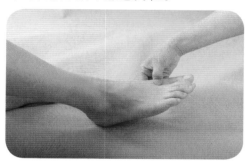

推桥弓

【定位】桥弓是指翳风穴（耳垂后方）至缺盆穴（锁骨上窝中央）的连线。

【按摩】用拇指或中指横向缓推该连线30次左右，稍微用力，以感觉压痛为度，两侧交替进行。

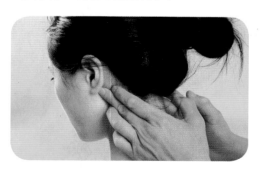

专家解析

肝俞疏肝养血、养肝明目；阳陵泉行气解郁；太冲可以平息亢逆之风阳；推桥弓可平肝降压。诸穴协用，共同达到平肝潜阳之功效。

拔罐疗法

拔罐风门穴

【定位】位于背部第二胸椎棘突下，旁开 1.5 寸。

【拔罐】将罐吸拔在风门穴上，留罐 10 分钟左右，每日 1 次，5 次为 1 疗程。

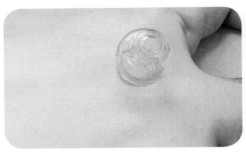

拔罐太阳穴

【定位】在颞部，当眉梢与目外眦之间，向后约 1 横指的凹陷处。

【拔罐】用拔罐器将气罐吸拔在太阳穴上，留罐 10 分钟，每日 1 次，5 次为 1 疗程。

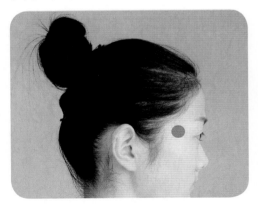

拔罐印堂穴

【定位】位于前额部，当两眉头间连线与前正中线之交点处。

【拔罐】将罐吸拔在印堂穴上，留罐 10 分钟左右，每日 1 次，5 次为 1 疗程。

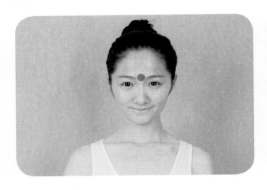

点刺太冲穴

【定位】位于足背侧，当第 1 跖骨间隙的后方凹陷处。

【点刺】太冲穴点刺出血，以微微出血为度，每日 1 次，5 次为 1 疗程。

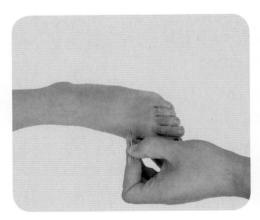

专家解析

　　风门可以宣肺解表；印堂可清头明目；太阳是治疗头痛的要穴；太冲可以平息亢逆之风阳。诸穴协用，共同达到平肝潜阳之功效。

拔罐印堂穴

【定位】位于前额部，当两眉头间连线与前正中线之交点处。

【拔罐】刺络拔罐法，点刺印堂穴放血后拔罐，留罐10分钟。每日1次，5次为1疗程。

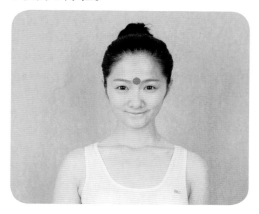

拔罐大椎穴

【定位】位于颈部下端，背部正中线上，第7颈椎棘突下凹陷中。

【拔罐】刺络拔罐法，点刺大椎穴放血后拔罐，留罐10分钟。每日1次，5次为1疗程。

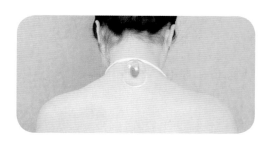

拔罐肝俞穴

【定位】位于背部，当第9胸椎棘突下，旁开1.5寸。

【拔罐】刺络拔罐法，点刺肝俞穴放血后拔罐，留罐10分钟。每日1次，5次为1疗程。

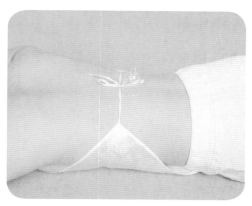

点刺行间穴

【定位】位于足背侧，当第1、2趾间，趾蹼缘的后方赤白肉际处。

【点刺】点刺行间穴出血，以微微出血为度，每日1次，5次为1疗程。

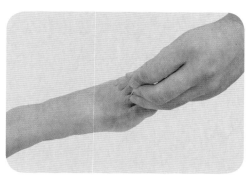

专家解析

　　印堂可清头明目；大椎穴祛风通络；肝俞疏肝利胆、理气明目；行间穴清肝泄热。诸穴协用，共同达到平肝潜阳之功效。

刮痧疗法

刮拭头维穴

【定位】位于头侧部，当额角发际上 0.5 寸，头正中线旁开 4.5 寸。

【刮拭】手持刮痧板梳，以面刮法从前向后刮拭头维穴（从头维穴刮至侧头部下面发际边缘处）。

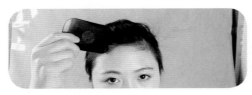

刮拭百会穴

【定位】位于头部，当前发际正中直上 5 寸，或两耳尖连线的中点处。

【刮拭】以单角刮法刮拭头部百会穴，当有酸胀感时停 5 ~ 10 秒后提起，反复 10 余次。

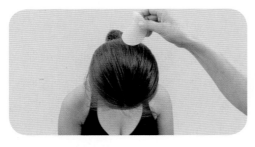

刮拭太阳穴

【定位】在颞部，当眉梢与目外眦之间，向后约 1 横指的凹陷处。

【刮拭】用角刮法刮拭太阳穴 1 ~ 3 分钟，力度适中，可不出痧。

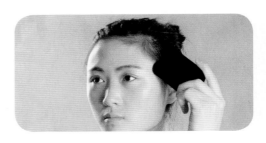

刮拭风池穴

【定位】位于项部，在枕骨之下，与风府穴相平，胸锁乳突肌与斜方肌上端之间的凹陷处。

【刮拭】用单角刮法，自上而下刮拭风池穴，以局部皮肤发红发热或出痧为度。

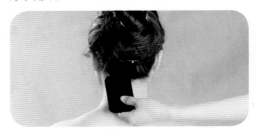

刮拭太冲穴

【定位】位于足背侧，当第 1 跖骨间隙的后方凹陷处。

【刮拭】用垂直按揉法按揉太冲穴，以局部皮肤潮红出痧为度。

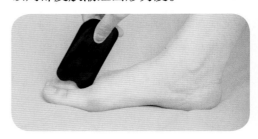

专家解析

以上穴位配伍，可有效缓解肝阳上亢引起的头痛。

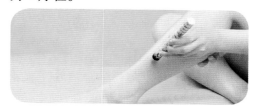

痰浊头痛

症状表现

头痛昏重，或兼目眩，胸脘痞闷，甚则恶心，呕吐痰涎，肢重体倦，颜面、口唇、肢端发麻。舌苔白腻，有齿痕，脉滑。

治疗原则

化湿祛痰。以取足少阳、足太阳、任脉、足阳明、足太阴经穴为主。

艾灸疗法

灸风池穴

【定位】位于项部，在枕骨之下，与风府穴相平，胸锁乳突肌与斜方肌上端之间的凹陷处。

【艾灸】艾条温和灸灸风池穴，灸5～15分钟，每日灸1次，3～5次为1疗程。

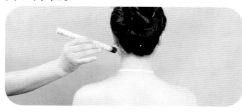

灸丰隆穴

【定位】位于小腿前外侧，外踝尖上8寸，条口穴外，距胫骨前缘2横指（中指）。

【艾灸】艾条温和灸灸丰隆穴，灸5～15分钟，每日灸1次，3～5次为1疗程。

灸脾俞穴

【定位】位于背部，当第11胸椎棘突下，旁开1.5寸。

【艾灸】艾条温和灸灸脾俞穴，灸5～15分钟，每日灸1次，3～5次为1疗程。

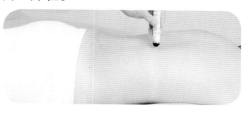

灸三阴交穴

【定位】位于小腿内侧，当足内踝尖上3寸，胫骨内侧缘后方。

【艾灸】艾条温和灸灸三阴交穴，灸5～15分钟，每日灸1次，3～5次为1疗程。

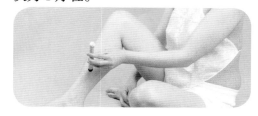

专家解析

随证加穴：①胸脘痞闷者，加内关；②头昏目眩者，加百会。

风池通络止痛；丰隆健脾和胃、祛湿化痰；脾俞、三阴交也有助健脾利湿之功效。四穴配伍，对痰浊头痛有很好的疗效。

按摩疗法

按揉中脘穴

【定位】位于上腹部，前正中线上，当脐中上 4 寸。

【按摩】用拇指或中指指腹按压中脘穴约 30 秒，然后按顺时针方向按揉约 2 分钟，以局部出现酸、麻、胀感觉为佳。

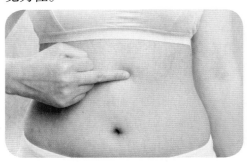

按揉天枢穴

【定位】位于腹中部，平脐中，距脐中 2 寸。

【按摩】用拇指指腹按压天枢穴约 30 秒，然后按顺时针方向按揉约 2 分钟，以局部出现酸、麻、胀感觉为佳。

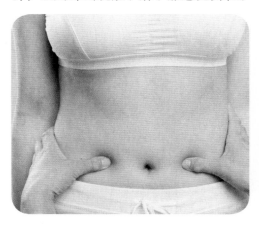

按摩腹部

【定位】肚脐至外生殖器之间的小腹部，两侧以左右髂前上棘为界限。

【按摩】按摩者双手相叠置于小腹中间，紧压腹部，慢慢按摩腹部，以 10 次 / 分钟左右的频率进行，直至小腹内有热感为宜。共操作 1 分钟。

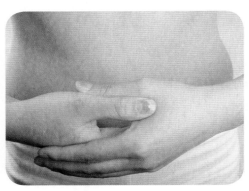

按揉脾俞穴

【定位】位于背部，当第 11 胸椎棘突下，旁开 1.5 寸。

【按摩】用两手拇指按在脾俞穴上，其余四指附着在肋骨上，按揉约 2 分钟或捏空拳揉擦脾俞穴 30 ~ 50 次，擦至局部有热感为佳。

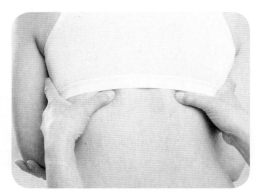

按揉胃俞穴

【定位】位于背部，当第12胸椎棘突下，旁开1.5寸。

【按摩】被按摩者俯卧，按摩者用双手拇指按压胃俞穴1分钟，再按顺时针方向按揉约1分钟，然后按逆时针方向按揉约1分钟，以局部出现酸、麻、胀感觉为佳。

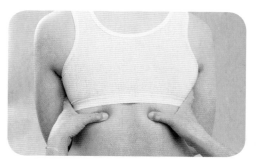

按揉大肠俞穴

【定位】位于腰部，当第4腰椎棘突下，旁开1.5寸。

【按摩】被按摩者俯卧，按摩者用拇指指腹按揉大肠俞穴约1分钟，以局部出现酸、麻、胀感觉为佳。

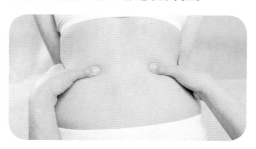

按揉足三里穴

【定位】位于外膝眼下3寸，距胫骨前嵴1横指，当胫骨前肌上。

【按摩】用拇指按顺时针方向按揉足三里穴约2分钟，然后按逆时针方向按揉约2分钟，以局部出现酸、麻、胀感觉为佳。

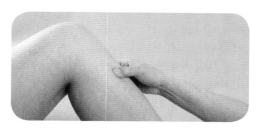

按揉丰隆穴

【定位】位于小腿前外侧，外踝尖上8寸，条口穴外，距胫骨前缘2横指（中指）。

【按摩】用拇指指面着力于丰隆穴之上，垂直用力，向下按压，按而揉之，产生酸、麻、胀、痛、热和走窜等感觉。每次每穴按压5～10分钟。

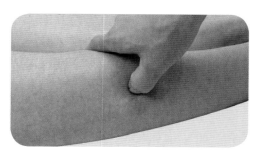

专家解析

中脘、胃俞、丰隆有健脾和胃、祛湿化痰的作用；天枢具有理气行滞、止痛调经的作用；脾俞、大肠俞、足三里也有助健脾利湿之功效。诸穴共同配伍，对痰浊头痛有很好的疗效。

刮痧疗法

刮拭百会穴

【定位】位于头部，当前发际正中直上5寸，或两耳尖连线的中点处。

【刮拭】以单角刮法刮拭头部百会穴，当有酸胀感时停5~10秒后提起，反复10余次。

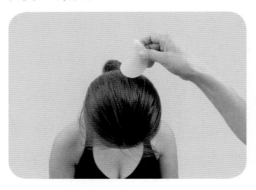

刮拭合谷穴

【定位】位于第1、2掌骨间，当第2掌骨桡侧的中点处。

【刮拭】用平面按揉法按揉手背合谷穴。

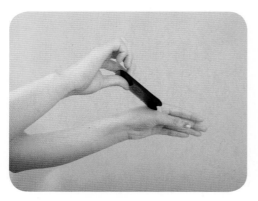

刮拭太阳穴

【定位】在颞部，当眉梢与目外眦之间，向后约1横指的凹陷处。

【刮拭】用角刮法刮拭太阳穴1~3分钟，力度适中，可不出痧。

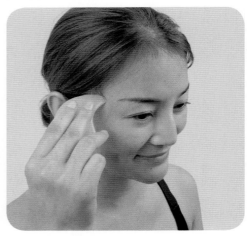

刮拭四神聪穴

【定位】位于头顶部，当百会前后左右各1寸，共4穴。

【刮拭】用刮痧板刮拭四神聪穴50次，力度轻柔，以出痧为度。

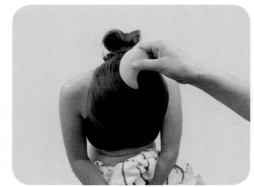

刮拭中脘穴

【定位】位于上腹部，前正中线上，当脐中上 4 寸位。

【刮拭】用面刮法刮拭腹部中脘穴，可以用补法轻刮的方式来刮痧，直到出现痧痕为止。

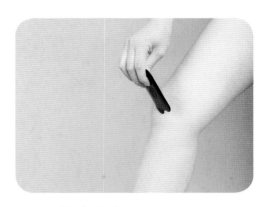

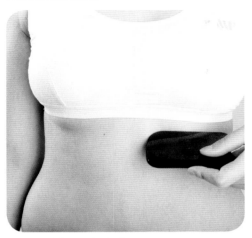

刮拭丰隆穴

【定位】位于小腿前外侧，外踝尖上 8 寸，条口穴外，距胫骨前缘 2 横指（中指）。

【刮拭】用面刮法刮拭下肢丰隆穴，力度适中，以局部皮肤潮红出痧为度。

刮拭阴陵泉穴

【定位】位于小腿内侧，当胫骨内侧髁后下方凹陷处。

【刮拭】以面刮法刮拭阴陵泉穴，力度适中，以局部皮肤潮红出痧为度。

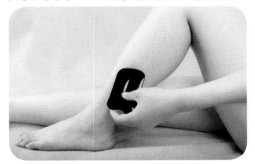

专家解析
以上穴位配伍刮痧，对痰浊头痛有很好的疗效。

肾虚头痛

症状表现

头颅空痛，摇晃则重，眩晕耳鸣，腰膝酸软，劳累后则头痛加剧。舌红，脉细。

治疗原则：滋阴补肾。

艾灸疗法

灸风池穴

【定位】位于项部，在枕骨之下，与风府穴相平，胸锁乳突肌与斜方肌上端之间的凹陷处。

【艾灸】艾条温和灸灸风池穴，灸5～15分钟，每日灸1次，3～5次为1疗程。

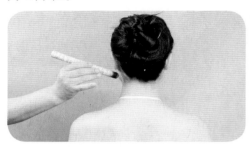

灸百会穴

【定位】位于头部，头顶正中心。

【艾灸】艾条温和灸灸百会穴，灸5～15分钟，每日灸1次，3～5次为1疗程。

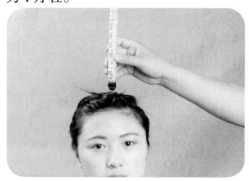

灸肾俞穴

【定位】位于腰部，当第2腰椎棘突下，旁开1.5寸。

【艾灸】艾条温和灸灸肾俞穴，灸5～15分钟，每日灸1次，3～5次为1疗程。

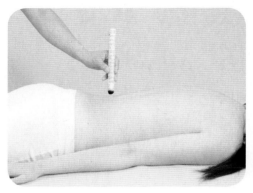

灸太溪穴

【定位】位于足内侧，内踝后方与脚跟骨筋腱之间的凹陷处。

【艾灸】艾条温和灸灸太溪穴，灸5～15分钟，每日灸1次，3～5次为1疗程。

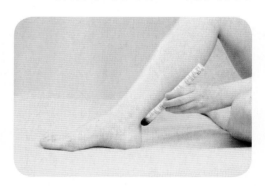

专家解析

随证加穴：①目眩耳鸣者，加内关、听宫；②腰膝酸软者，加命门、足三里。

风池、百会通络止痛；肾俞滋阴补肾；太溪为足少阴原穴，意在五脏有疾，取之原穴。四穴配伍，对肾虚头痛有很好的疗效。

按摩疗法

按揉肾俞穴

【定位】位于腰部，当第2腰椎棘突下，旁开1.5寸。

【按摩】用双手拇指按压肾俞穴1～2分钟，再按顺时针方向按揉约1分钟，然后按逆时针方向按揉约1分钟，以局部出现酸、麻、胀感觉为佳。

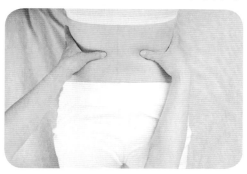

按揉命门穴

【定位】位于腰部，当后正中线上，第2腰椎棘突下凹陷处。

【按摩】用拇指按顺时针方向按揉命门穴约1～2分钟，然后按逆时针方向按揉约2分钟，以局部出现酸、麻、胀感觉为佳。

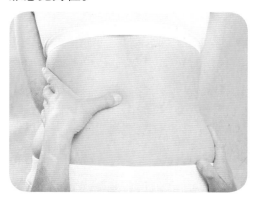

按揉腰阳关穴

【定位】位于腰部，当后正中线上，第4腰椎棘突下凹陷中。

【按摩】用拇指按顺时针方向按揉腰阳关穴约1～2分钟，然后按逆时针方向按揉约2分钟，以局部出现酸、麻、胀感觉为佳。

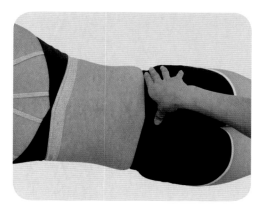

按揉气海穴

【定位】位于下腹部，前正中线上，当脐中下1.5寸。

【按摩】用拇指按顺时针方向按揉气海穴约1～2分钟，然后按逆时针方向按揉约2分钟，以局部出现酸、麻、胀感觉为佳。

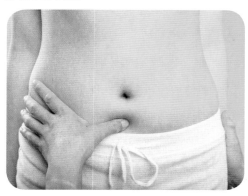

按揉关元穴

【定位】位于脐中下 3 寸，腹中线上。

【按摩】用拇指指腹轻轻点按关元穴约 1 ~ 2 分钟，以局部有温热的感觉并持续向腹部渗透为有效。

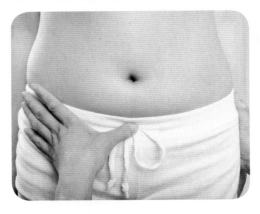

点揉太溪穴

【定位】位于足内侧，内踝后方与脚跟骨筋腱之间的凹陷处。

【按摩】按摩者用手握着被按摩者的踝部，用拇指点压太溪穴 30 秒，随即按顺时针方向按揉约 1 分钟，然后按逆时针方向按揉约 1 分钟，以局部出现酸、麻、胀感觉为佳。

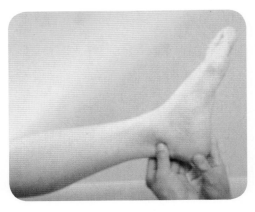

擦背部督脉、腰髓部

【定位】位于背部，当后正中线上，第 1 胸椎棘突下凹陷中至尾骨端与肛门连线的终点处。

【按摩】用手掌擦督脉 1 ~ 3 分钟，力度由轻至重，以透热为度。

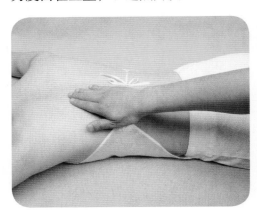

专家解析

肾俞穴温补肾阳、强腰壮骨；命门固本温中、滋阴降火；腰阳关祛寒除湿、舒筋活络；气海扶正固本、培元补虚；关元培根固元、培肾壮阳；太溪通经活络、清热、止痛；督脉、腰髓部升阳滋阴。诸穴共同配伍，具有滋阴补肾的功效，对肾虚型头痛有很好的疗效。

刮痧疗法

刮拭头维穴

【定位】位于头侧部，当额角发际上 0.5 寸，头正中线旁开 4.5 寸。

【刮拭】手持刮痧板梳，以面刮法从前向后刮拭头维穴（从头维穴刮至侧头部下面发际边缘处）。

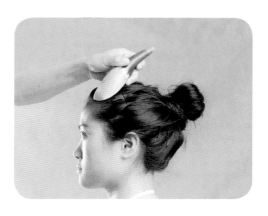

刮拭百会穴

【定位】位于头部，当前发际正中直上 5 寸，或两耳尖连线的中点处。

【刮拭】以单角刮法刮拭头部百会穴，当有酸胀感时停 5 ~ 10 秒后提起，反复 10 余次。

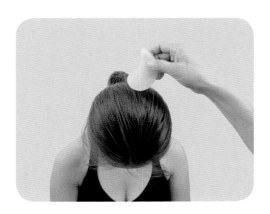

刮拭风府穴

【定位】位于项部，当后发际正中直上 1 寸，枕外隆凸直下，两侧斜方肌之间凹陷处。

【刮拭】用刮痧板角部呈 45° 角刮拭风府穴 1 ~ 2 分钟，以皮肤有酸胀感为佳。

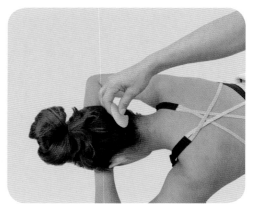

刮拭太阳穴

【定位】在颞部，当眉梢与目外眦之间，向后约 1 横指的凹陷处。

【刮拭】用角刮法刮拭太阳穴 1 ~ 3 分钟，力度适中，可不出痧。

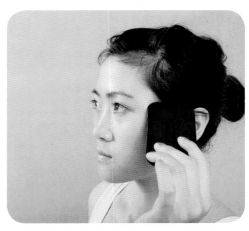

刮拭风池穴

【定位】位于项部，在枕骨之下，与风府穴相平，胸锁乳突肌与斜方肌上端之间的凹陷处。

【刮拭】用单角刮法，自上而下刮拭风池穴，以局部皮肤发红发热或出痧为度。

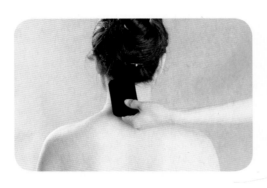

刮拭肾俞穴

【定位】位于腰部，当第 2 腰椎棘突下，旁开 1.5 寸。

【刮拭】以面刮法从上向下刮拭肾俞穴，以出痧为度。

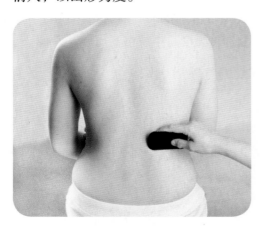

刮拭血海穴

【定位】位于大腿内侧，髌底内侧端上 2 寸，当股四头肌内侧头的隆起处。

【刮拭】用面刮法从上向下刮拭血海穴，以局部皮肤发红发热或出痧为度。

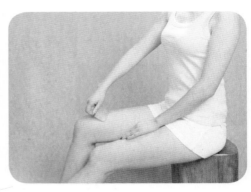

刮拭足三里

【定位】位于小腿前外侧，当犊鼻下 3 寸，距胫骨前缘 1 横指（中指）。

【刮拭】用面板法从上向下刮拭足三里穴，力度适中，以局部皮肤潮红出痧为度。

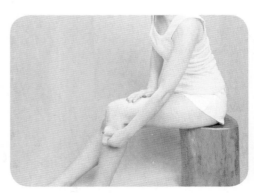

专家解析

　　以上穴位配伍刮痧，对肾虚头痛有很好的疗效。

气滞血瘀头痛

症状表现

头痛呈针刺样，屡发，久延不愈，痛有定处，天阴或入夜尤甚，或头部有外伤史，兼有面色晦滞，健忘等症。舌紫暗或有瘀斑，脉细涩。

治疗原则

活血化瘀，通络止痛。以取足少阳、督脉、手阳明、足厥阴经穴为主。

艾灸疗法

灸风池穴

【定位】该穴位于项部，在枕骨之下，与风府穴相平，胸锁乳突肌与斜方肌上端之间的凹陷处。

【艾灸】艾条温和灸灸风池穴，灸5～15分钟，每日灸1次，3～5次为1疗程。

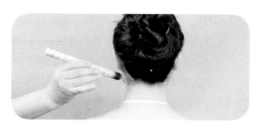

灸百会穴

【定位】该穴位于头部，头顶正中心。

【艾灸】艾条温和灸灸百会穴，灸5～15分钟，每日灸1次，3～5次为1疗程。

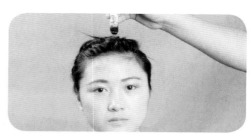

灸合谷穴

【定位】该穴位于第1、2掌骨间，当第2掌骨桡侧的中点处。

【艾灸】用艾条温和灸，每日灸1次，每次灸3～5分钟，灸至皮肤产生红晕为止，3～5次为1疗程。

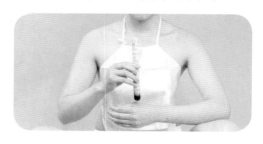

灸太冲穴

【定位】该穴位于足背侧，第1、2趾跖骨连接部位中。

【艾灸】艾条温和灸灸太冲穴，灸5～15分钟，每日灸1次，3～5次为1疗程。

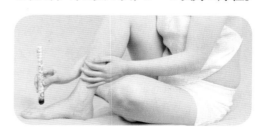

专家解析

随证加穴：①痛有定处者，加阿是穴；②痛如锥刺者，加印堂、太阳。

百会、风池以疏通经络；阳明经多气多血，取阳明经合谷可以疏通血气；肝藏血、主疏泄，取肝经太冲可以加强行气活血祛瘀的功效。

按摩疗法

按揉攒竹穴

【定位】位于面部，当眉头陷中，眶上切迹处。

【按摩】用拇指指腹按揉攒竹穴1～2分钟，以局部出现酸、麻、胀感觉为佳。

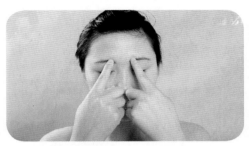

按揉太阳穴

【定位】在颞部，当眉梢与目外眦之间，向后约1横指的凹陷处。

【按摩】两手中指同时用力，按顺时针方向按揉太阳穴约2分钟，然后按逆时针方向按揉约2分钟，以局部出现酸、麻、胀感觉为佳。

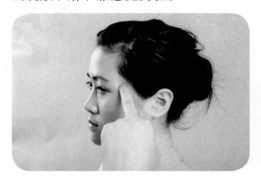

按揉血海穴

【定位】屈膝，在大腿内侧，髌底内侧端上2寸，当股四头肌内侧头的隆起处。

【按摩】用拇指指腹按揉血海穴100～200次，力度由轻至重再至轻，手法连贯，至局部有胀痛感即可。

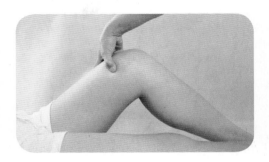

按揉太冲穴

【定位】位于足背侧，当第1跖骨间隙的后方凹陷处。

【按摩】用拇指指腹按揉此穴1～2分钟，以局部出现酸、麻、胀感觉为佳。

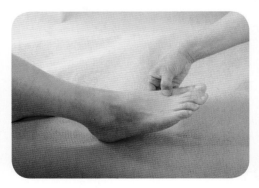

专家解析

攒竹、太阳以疏通经络；取阳明经合谷可以疏通血气；血海穴可化血为气、运化脾血；取肝经太冲可以加强行气活血祛瘀的功效。